Pfannenstiel

Ärztlicher Rat
für Schilddrüsenkranke

Professor Dr. med. Peter Pfannenstiel

Ärztlicher Rat für Schilddrüsenkranke

Die gesunde und die kranke Schilddrüse, Möglichkeiten der Diagnostik und Therapie

3., neubearbeitete und erweiterte Auflage
25 Abbildungen

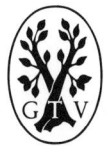

Georg Thieme Verlag Stuttgart · New York 1985

Professor Dr. med. Peter Pfannenstiel
Arzt für innere Krankheiten
Arzt für Nuklearmedizin
Deutsche Klinik für Diagnostik,
Aukammallee 33, D-6200 Wiesbaden
Telefon: 0 61 21-5 77-5 67/2 17

Umschlagentwurf von
Friedrich Hartmann

CIP-Kurztitelaufnahme der Deutschen Bibliothek

Pfannenstiel, Peter:
Ärztlicher Rat für Schilddrüsenkranke :
d. gesunde u. d. kranke Schilddrüse, Möglichkeiten
d. Diagnostik u. Therapie / Peter Pfannenstiel. –
3., neubearb. u. erw. Aufl. –
Stuttgart ; New York : Thieme, 1985.
(Thieme, ärztlicher Rat)

Wichtiger Hinweis: Medizin als Wissenschaft ist ständig im Fluß. Forschung und klinische Erfahrung erweitern unsere Kenntnisse, insbesondere was Behandlung und medikamentöse Therapie anbelangt. Soweit in diesem Werk eine Dosierung oder eine Applikation erwähnt wird, darf der Leser zwar darauf vertrauen, daß Autoren, Herausgeber und Verlag größte Mühe darauf verwandt haben, daß diese Angabe genau dem **Wissensstand bei Fertigstellung des Werkes** entspricht. Dennoch ist jeder Benutzer aufgefordert, die Beipackzettel der verwendeten Präparate zu prüfen, um in eigener Verantwortung festzustellen, ob die dort gegebene Empfehlung für Dosierungen oder die Beachtung von Kontraindikationen gegenüber der Angabe in diesem Buch abweicht. Das gilt besonders bei selten verwendeten oder neu auf den Markt gebrachten Präparaten und bei denjenigen, die vom Bundesgesundheitsministerium (BGA) in ihrer Anwendbarkeit eingeschränkt worden sind.

---

1. Auflage 1977
2. Auflage 1981

Geschützte Warennamen (Warenzeichen) werden *nicht* besonders kenntlich gemacht. Aus dem Fehlen eines solchen Hinweises kann also nicht geschlossen werden, daß es sich um einen freien Warennamen handele.
Alle Rechte, insbesondere das Recht der Vervielfältigung und Verbreitung sowie der Übersetzung, vorbehalten. Kein Teil des Werkes darf in irgendeiner Form (durch Photokopie, Mikrofilm oder ein anderes Verfahren) ohne schriftliche Genehmigung des Verlages reproduziert oder unter Verwendung elektronischer Systeme verarbeitet, vervielfältigt oder verbreitet werden.
© 1977, 1985 Georg Thieme Verlag,
Rüdigerstraße 14, D-7000 Stuttgart 30
Printed in Germany
Satz: Gulde-Druck GmbH, Tübingen
Gesetzt auf Linotron 202 System 3
Druck: Gutmann + Co, Heilbronn

ISBN 3-13-547303-1   1 2 3 4 5 6

Vorwort zur 3. Auflage

Die positive und große Resonanz, die der „Ärztliche Rat für Schilddrüsenkranke" bei medizinisch interessierten Laien gefunden hat, war für Autor und Verlag Anlaß, die dritte Auflage völlig neu zu bearbeiten und dabei die Darstellung dem neuesten Stand der Schilddrüsenforschung anzupassen.

Gewiß wird mancher Leser „sein" Problem vermissen. Es stellt sich jedoch die Frage, wo die Grenzen der Darstellung gezogen werden sollen, damit das Buch seinen eigentlichen Zweck erfüllen kann, nämlich den Patienten zum besser informierten „Mit-Arbeiter" bei der Abklärung und Behandlung seiner Schilddrüsenkrankheit zu machen.

Auf die Symptome der verschiedenen Schilddrüsenkrankheiten wird diesmal ausführlicher eingegangen, nicht um „Selbstdiagnosen" zu provozieren, sondern um Kranke zum Arztbesuch zu veranlassen und über das subjektive (Miß-)Befinden aufgrund einer gestörten Schilddrüsenfunktion bzw. einer Schilddrüsenkrankheit aufzuklären. Die modernen Verfahren zur Diagnostik werden am Schluß kurz erwähnt.

Da der in der Praxis tätige Arzt heute meist unter erheblichem Zeitdruck steht, hat er die Möglichkeit, seinen Patienten diesen Ratgeber anzubieten.

Da Funktionsstörungen und Krankheiten der Schilddrüse weit verbreitet sind und sorgfältiger ärztlicher Behandlung und Kontrolle bedürfen, ist die Aufklärung breiter Bevölkerungsschichten wünschenswert. In diesem Sinne soll das Buch als Beitrag zur vertrauensvollen Zusammenarbeit zwischen Arzt und Patient, aber auch zur Information der Angehörigen eines Schilddrüsenkranken dienen.

Mein Dank gilt meinen vielen, in den letzten 25 Jahren betreuten Patienten, die mich ermutigt haben, ihre Fragen in verständlicher Form zu beantworten.

Wiesbaden, im Mai 1985   PETER PFANNENSTIEL

Aus dem Vorwort zur 2. Auflage

Die relative Häufigkeit von Schilddrüsenkrankheiten, das unmittelbare Erkennen einer Schilddrüsenvergrößerung auch durch den Laien und die besondere Lage des Organs sind wahrscheinlich die Hauptgründe dafür, daß sich der Schilddrüsenpatient mit seiner Krankheit stärker auseinandersetzt und daß ihn Sorgen und Ängste bedrängen, zu deren ausreichender Besprechung in der täglichen Praxis häufig nicht genügend Zeit bleibt. Da Schilddrüsenkrankheiten Patient und Arzt über längere Zeiträume, oft ein ganzes Leben, beschäftigen, sind die zahlreichen Leserzuschriften und vor allem neuere Erkenntnisse Ansporn gewesen, diese in der zweiten Auflage zu berücksichtigen.

Wiesbaden, im Oktober 1980   Peter Pfannenstiel

Aus dem Vorwort zur 1. Auflage

Dem praktisch tätigen Arzt stellt sich fast täglich die Frage, ob vielleicht eine Schilddrüsenkrankheit Ursache der von einem seiner Patienten geklagten Beschwerden sein kann. Denn allein in der Bundesrepublik Deutschland haben etwa 10 Millionen Menschen eine unterschiedlich ausgeprägte Schilddrüsenvergrößerung, einen sog. Kropf. Nur etwa jeder 10. Kropfträger hat gleichzeitig eine Über- oder Unterfunktion bzw. eine andere der über 50 bekannten Krankheiten der Schilddrüse. Sie alle sind behandlungsbedürftig.

Wenn es auch dem behandelnden Arzt vorbehalten bleiben soll, medizinische Regeln dem individuellen Fall anzupassen, soll das vorliegende Buch im Sinne seines Titels mithelfen, dem Arzt die Betreuung seiner Schilddrüsenkranken zu erleichtern.

Wiesbaden, im Oktober 1976   PETER PFANNENSTIEL

Inhaltsverzeichnis

Einleitung 1

Die gesunde Schilddrüse 4
Aufbau und Funktion der Schilddrüse 4
    Jod als Hormonbaustein 6
    Synthese der Schilddrüsenhormone 8
    Abgabe der Schilddrüsenhormone an das Blut ... 11
    Schilddrüsenhormone im Blut 11
    Steuerung der Schilddrüsenfunktion 13

Schilddrüsenkrankheiten 17
Der Kropf 17
    Ursache des Kropfes 17
    Formen des Kropfes 22
    Beschwerden beim Kropf 23
    Untersuchung bei Kropf 25
    Behandlung des Kropfes 26
        Behandlung mit Medikamenten 27
        Schilddrüsenoperationen 34
        Radiojodbehandlung 37
    Vorbeugende Maßnahmen 40
Schilddrüsenüberfunktion 44
    Schilddrüsenautonomie 44
    Symptome der Schilddrüsenüberfunktion beim
    autonomen Adenom 48
    Diagnose der Schilddrüsenautonomie 49
    Behandlung der Schilddrüsenautonomie 49
    Vorbeugung gegen Schilddrüsenautonomie 51
    Die Basedowsche Krankheit 51
    Diagnose der Basedowschen Krankheit 54

Behandlung der Basedowschen Krankheit 56
   Unterstützende medikamentöse Behandlung 56
   Operative Behandlung 60
   Radiojodbehandlung der Basedow-Krankheit 62
   Behandlung der Augenveränderungen bei
   Basedowscher Krankheit 63

Schilddrüsenentzündungen 66

Schilddrüsenunterfunktion 68
   Anzeichen der Schilddrüsenunterfunktion 70
   Behandlung der Schilddrüsenunterfunktion 73

Schilddrüsenkrebs 78
   Häufigkeit – Vorkommen – Vorbeugung 78
   Behandlung des Schilddrüsenkrebses 81

Untersuchungsmethoden 83
   Grundumsatz 85
   Cholesterinspiegel im Blut 85
   Thyroxinspiegel im Blut 86
   Trijodthyroninspiegel im Blut 87
   TRH-Test 88
   Schilddrüsenantikörper 91
   Verfahren zur Abbildung der Schilddrüse 92
      Ultraschalluntersuchung 92
      Schilddrüsenszintigraphie 94
   Schilddrüsenpunktion 95
   Radiojod-Zweiphasentest 97

**Ratschläge für richtiges Verhalten und für die Selbstkontrolle
bei Schilddrüsenkrankheiten** 100

Fremdwörterverzeichnis und verwendete Abkürzungen . . . 107

Sachverzeichnis 109

Einleitung

Die Schilddrüse gehört zu den elf lebenswichtigen Drüsen des Körpers. Diese sind über den ganzen Organismus des Menschen verteilt. Sie steuern die körperliche, geistige und seelische Entwicklung ebenso wie die Fortpflanzung und den Stoffwechsel. Die geregelte Zusammenarbeit der inneren Drüsen, deren Säfte, die Hormone, unmittelbar an das Blut abgegeben werden, ist für die Gesundheit von entscheidender Bedeutung. Jede Unter- oder Überfunktion der Schilddrüse kann zu Krankheiten führen, die sich heute meist durch Gabe von Schilddrüsenhormonen in Tablettenform behandeln lassen.

Auf den ersten Blick ist das Gebiet der Schilddrüsenkrankheiten für den Laien unüberschaubar. In den letzten Jahren wurden darüber sehr viele neue wissenschaftliche Erkenntnisse gewonnen, deren Konsequenzen für die Diagnose und Behandlung selbst alterfahrene Ärzte überraschen. Inzwischen sind auch rund fünfzig unterschiedliche Krankheiten der Schilddrüse bekannt. Nicht genau bekannt ist dagegen die Zahl der Menschen mit Veränderungen der Schilddrüsenform oder der Schilddrüsenfunktion. Sie ist zweifelsfrei sehr groß.

Bei der Untersuchung von über 5 Millionen Wehrpflichtigen wurde bei etwa 15% der Körperfehler „Kropf" beobachtet. Während die Kropfhäufigkeit in den nördlichen Ländern der Bundesrepublik bei 4–8% liegt, nimmt sie – wie Abb. 1 zeigt – nach Süden hin merklich zu. Am häufigsten finden sich Kröpfe bei 32% der jungen Wehrpflichtigen in Baden-Württemberg und Bayern. Die Ursachen für die regional unterschiedliche Häufigkeit des Kropfes werden noch zu besprechen sein.

Wenn man die Ergebnisse der Musterungsuntersuchungen mit einer durchschnittlichen Kropfhäufigkeit von 15% auf die Menschen aller Altersgruppen überträgt, muß man davon ausgehen, daß der Kropf die häufigste Erkrankung einer Hormondrüse darstellt. Er dürfte im Durchschnitt bei etwa jedem sechsten Bundesbürger, d.h. bei insgesamt 10 Millionen Menschen in der Bundesrepublik

10 Millionen Menschen haben einen Kropf

2 Einleitung

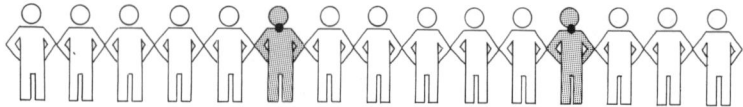

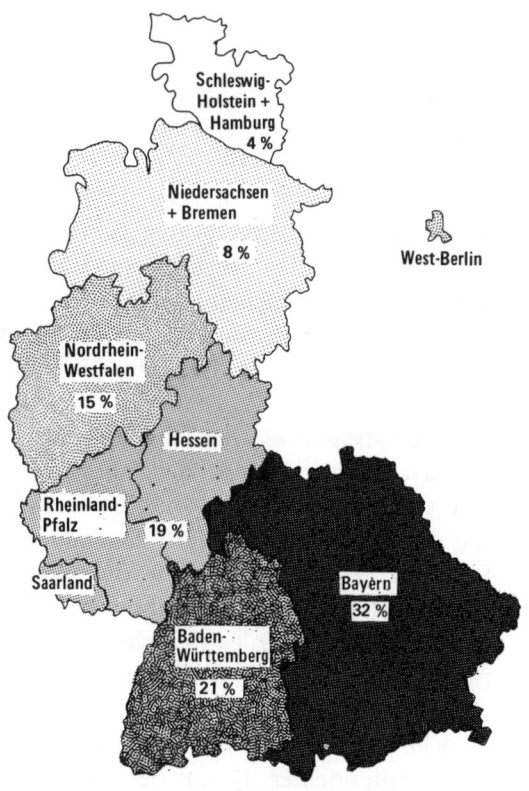

Abb. 1 Kropfhäufigkeit in der Bundesrepublik Deutschland. Durchschnittlich jeder 6. Bundesbürger hat den Körperfehler „Kropf"

Deutschland vorkommen, zum Teil kombiniert mit einer Störung der Schilddrüsenfunktion.
Die Schilddrüsenüberfunktion kommt bei etwa 2%, die Schilddrüsenunterfunktion bei etwa 1,8% der Bevölkerung vor. Eine chronische Entzündung der Schilddrüse kommt etwa gleich häufig wie die Schilddrüsenüberfunktion vor. Eine Krebskrankheit der Schilddrüse ist mit weniger als 0,05% selten.

Einleitung

Die medizinische Forschung hat in den letzten Jahren zu so vielen neuen Erkenntnissen geführt, daß in der Sprechstunde oder am Krankenbett nicht mehr alles erwähnt werden kann, was der Kranke wissen sollte, um von sich aus soviel wie möglich zu seiner raschen und möglichst vollständigen Gesundung beitragen zu können. Da aber ein Verständnis für den Sinn der ärztlichen Anordnungen ihre konsequente Befolgung erleichtert, versucht dieses Buch, die Fakten allgemeinverständlich darzustellen. Denn diejenigen Patienten, die objektiv ihre Lage überblicken und die entsprechenden Folgerungen ziehen, haben die beste Aussicht auf die Wiederherstellung einer dauerhaften Gesundheit.

Nur allzu oft werden die mit den Mitteln der modernen Medizin erreichbaren Erfolge durch mangelhafte Mitarbeit der Patienten in Frage gestellt. Zur richtigen Einstellung gelangt man durch den Rat des Arztes, der durch die Lektüre ergänzt und begründet werden soll.

Mitarbeit für die Genesung wichtig

Vermittelt werden nicht umstrittene Theorien und Außenseitermethoden oder noch wenig erprobte Behandlungsverfahren, sondern wissenschaftlich gesicherte Tatsachen. Auch der eilige Leser sollte neben dem Abschnitt, der ihn unmittelbar betrifft, zum besseren Verständnis das erste Kapitel über den Aufbau und die Funktion der Schilddrüse studieren.

Die gesunde Schilddrüse

Aufbau und Funktion der Schilddrüse

Die Schilddrüse liegt vorn am Hals vor und beiderseits neben der Luftröhre dicht unter dem Kehlkopf. Sie besteht aus zwei taubeneigroßen Lappen (Durchmesser etwa 50 zu 25 mm), die durch einen kleinen Mittellappen (Durchmesser etwa 12–25 mm) miteinander verbunden sind. Beim Schlucken bewegt sich die Schilddrüse mit dem Kehlkopf nach oben.

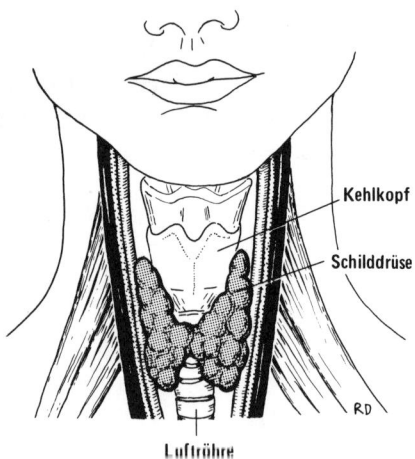

Abb. 2 Lage der Schilddrüse

Die Abb. 2 skizziert Lage und Form der schmetterlingsförmigen Schilddrüse. Normalerweise ist die Schilddrüse weder deutlich sichtbar noch fühlbar. Das weiche, schwammartige Organ wiegt bei der Geburt etwa 2 g, bis zur Pubertät va. 10–15 g, beim Erwachsenen 20–40 g.

Dicker Hals? Schilddrüse untersuchen lassen

Erst eine krankhafte Vergrößerung des Drüsengewebes, der Blähhals oder Kropf, wird tastbar und sichtbar (Abb. 3). Falls Sie das Gefühl haben, eine Schwellung oder einen Knoten am Hals zu

Aufbau und Funktion der Schilddrüse 5

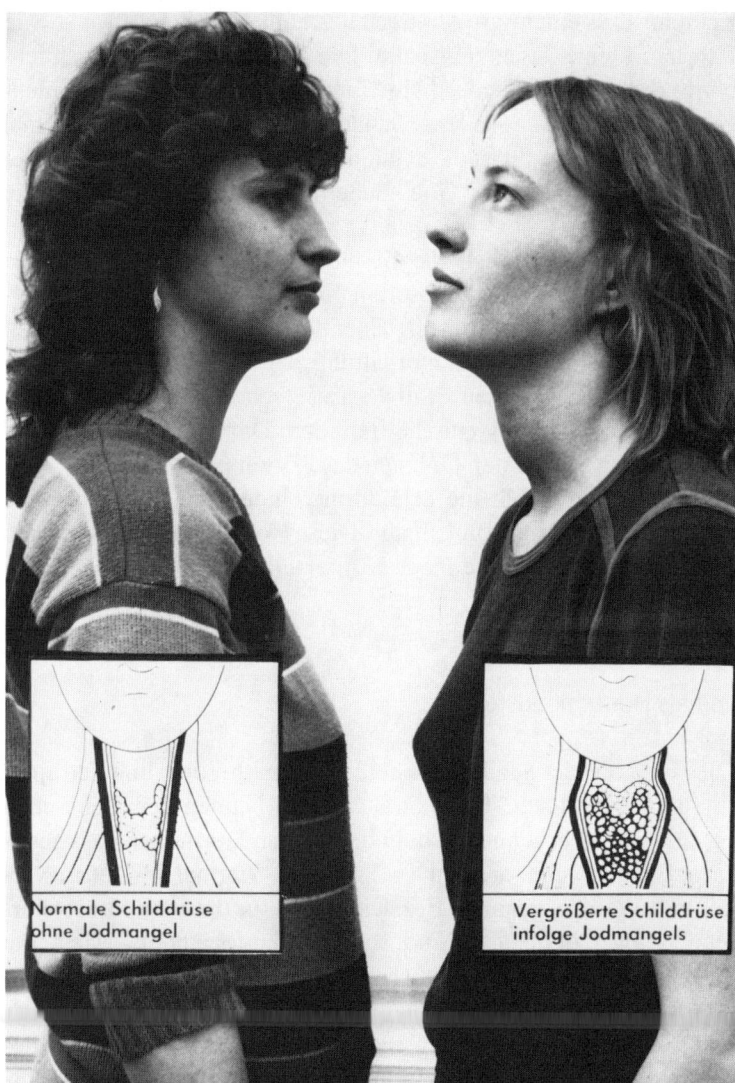

Abb. 3 Normale Schilddrüse – vergrößerte Schilddrüse

ertasten oder gar im Spiegel zu sehen, sollten Sie Ihren Arzt aufsuchen und evtl. Ihre Schilddrüse untersuchen lassen.
Die Schilddrüse besteht aus unzähligen mikroskopisch kleinen sog. Follikeln. Die Follikel sind Bläschen, die aus einer einschichtigen

Zellhaut und einem großen Speicherraum bestehen, etwa so wie 1/10 mm kleine Tischtennisbälle. Die Schilddrüse ist stark durchblutet. Nach jeweils anderthalb Stunden hat die gesamte Blutmenge des Körpers (ca. 5–6 l) die Schilddrüse durchströmt, d. h. 16mal in 24 Stunden. Damit ist die Schilddrüse 100fach besser durchblutet als die Muskulatur der Gliedmaßen, 4- bis 5mal besser als die Nieren.

Regulator für Stoffwechsel und Energieumsatz
Die Schilddrüse reguliert die Geschwindigkeit von verschiedenen Stoffwechselprozessen in unserem Körper. Sie bestimmt, in welchem Tempo aus der Nahrung Energie gewonnen und wie schnell diese Energie zur Aufrechterhaltung der Körpertemperatur gebraucht wird. Über den Stoffwechsel beeinflußt die Schilddrüse auch wesentlich das psychische Befinden. Damit gehört die Schilddrüse zu den wichtigsten Organen des Körpers.

Ihre Aufgaben erfüllt die Schilddrüse, indem sie zwei Hormone produziert und an das Blut abgibt. Diese Hormone (griech. hormao = ich treibe an) erreichen jede Körperzelle und regeln alle wichtigen Lebensvorgänge.

Jod als Hormonbaustein

Die Hormone der Schilddrüse heißen Trijodthyronin und Tetrajodthyronin (Kurzform: Thyroxin). Aus den Namen der chemischen Formeln ist zu erkennen, daß in den beiden Hormonen das chemische Element Jod dreimal (= Tri) bzw. viermal (= Tetra) vorkommt. Weil die genauen Bezeichnungen für die Schilddrüsenhormone schwer zu behalten sind, sollen sie im folgenden – wie heute im medizinischen Alltag üblich – kurz mit T_3 (= Trijodthyronin) und T_4 (= Thyroxin) bezeichnet werden.

Die Schilddrüsenhormone sind die einzigen Substanzen des menschlichen Körpers, die Jod enthalten und damit auf das Vorhandensein von Jod als Spurenelement in der Nahrung angewiesen sind. Jeden Tag benötigt die menschliche Schilddrüse etwa 150 bis 200 Mikrogramm (Millionstelgramm), im ganzen Leben nur etwa 4 g Jod für die Synthese der Hormone T_3 und T_4.

Eiszeit wirkt immer noch gesundheitsschädlich
Während der Eiszeit wurde, vor allem in Süddeutschland, das Jod zu einem Teil aus dem Erdreich ausgewaschen. Weil im Boden die Wiederanreicherung mit Jod aus der Luft nur sehr langsam erfolgt,

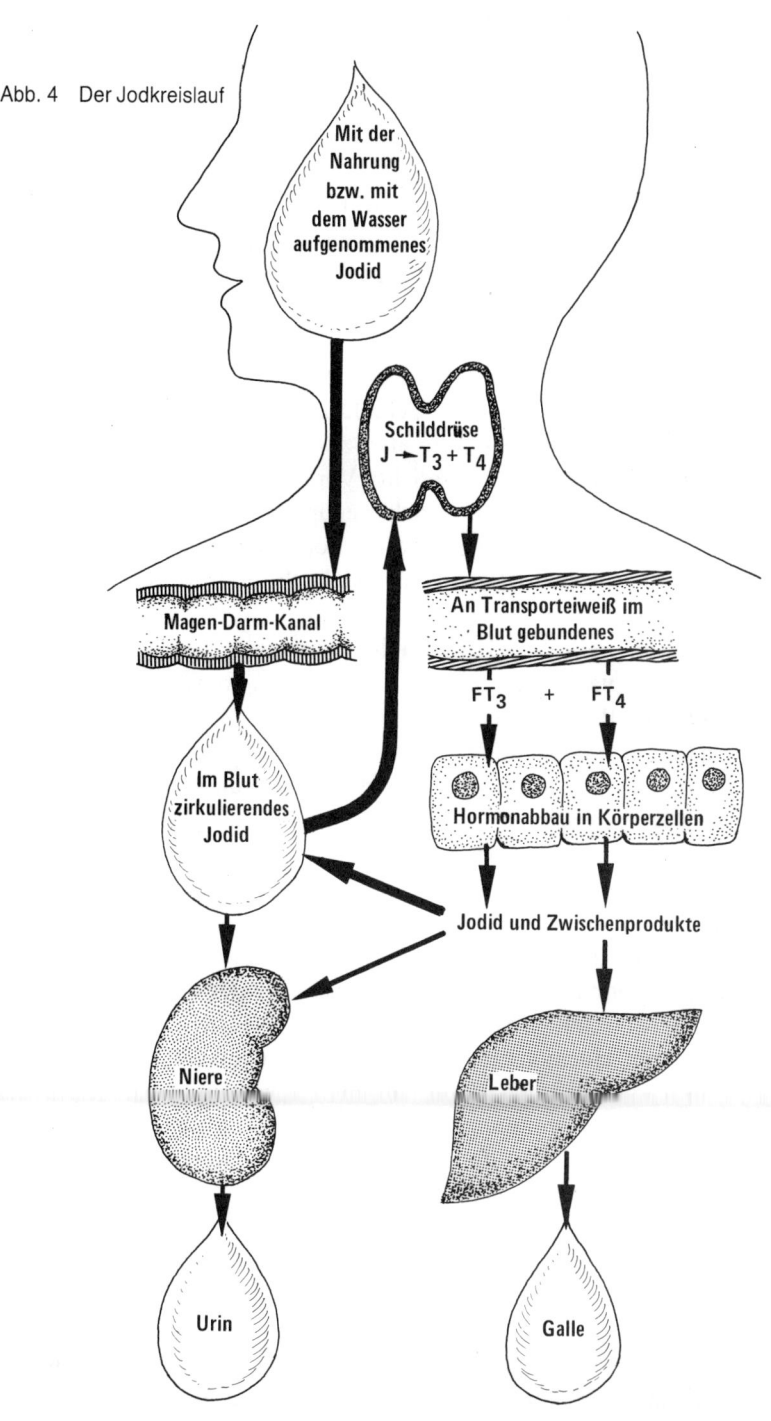

Abb. 4   Der Jodkreislauf

nehmen wir mit dem Trinkwasser und den tierischen sowie pflanzlichen Nahrungsmitteln in der Bundesrepublik im allgemeinen täglich zu wenig Jod auf (Abb. 4).

Im Zusammenhang mit der in Abb. 1 dargestellten, von Norden nach Süden zunehmenden Häufigkeit des Kropfes in der Bundesrepublik Deutschland wurde festgestellt, daß im Mittel nur 50–70 Mikrogramm Jod täglich aufgenommen werden. Das mittlere Joddefizit kann für die Bundesrepublik und die DDR mit ungefähr 100 bis 200 Mikrogramm Jod pro Tag angenommen werden.

Im allgemeinen enthält die Schilddrüse einen kleinen Vorrat von 5–10 Milligramm Jod, der für etwa zwei Monate zur Produktion der Schilddrüsenhormone ausreicht. Verzehrt sich dieser Jodvorrat, kann die Schilddrüse nicht mehr genügend Hormone bilden. Dann schüttet die Hirnanhangdrüse (Hypophyse) mehr und mehr von ihrem Stimulationshormon aus, um die Schilddrüse zur Produktion anzuregen.

Weil es ihr an Jod zur Hormonbildung mangelt, versucht die Schilddrüse ihre nachlassende Leistung durch ein Anwachsen auszugleichen. Das Resultat ist der Kropf (Abb. 3).

Nicht nur die Bayern haben Kröpfe

Da die gesamte Bundesrepublik Deutschland ein Jodmangelgebiet ist, gibt es überall Menschen mit schlecht funktionierenden oder vergrößerten Schilddrüsen (Abb. 1). Die meisten Schilddrüsenpatienten finden sich in den Alpenregionen, da in den Gebirgstälern des Südens das Wasser „weich" ist und nur wenige Mineralien enthält.

Die beste Art, den täglichen Jodbedarf ausreichend zu decken, ist die Verwendung von jodiertem Speisesalz oder die Einnahme von Jodid-Tabletten (s. S. 44).

Das beim Hormonabbau in den Körperzellen frei werdende Jod geht wiederum in den Kreislauf ein und wird z. T. erneut von der Schilddrüse aufgenommen, z. T. über die Nieren ausgeschieden – ebenso wie ein Teil des mit der Nahrung aufgenommenen, evtl. überschüssigen Jods (Abb. 4).

Synthese der Schilddrüsenhormone

Das in der Schilddrüse festgehaltene Jod wird in die Aminosäure Tyrosin eingebaut (Abb. 5). Durch Anlagerung eines Jodatoms

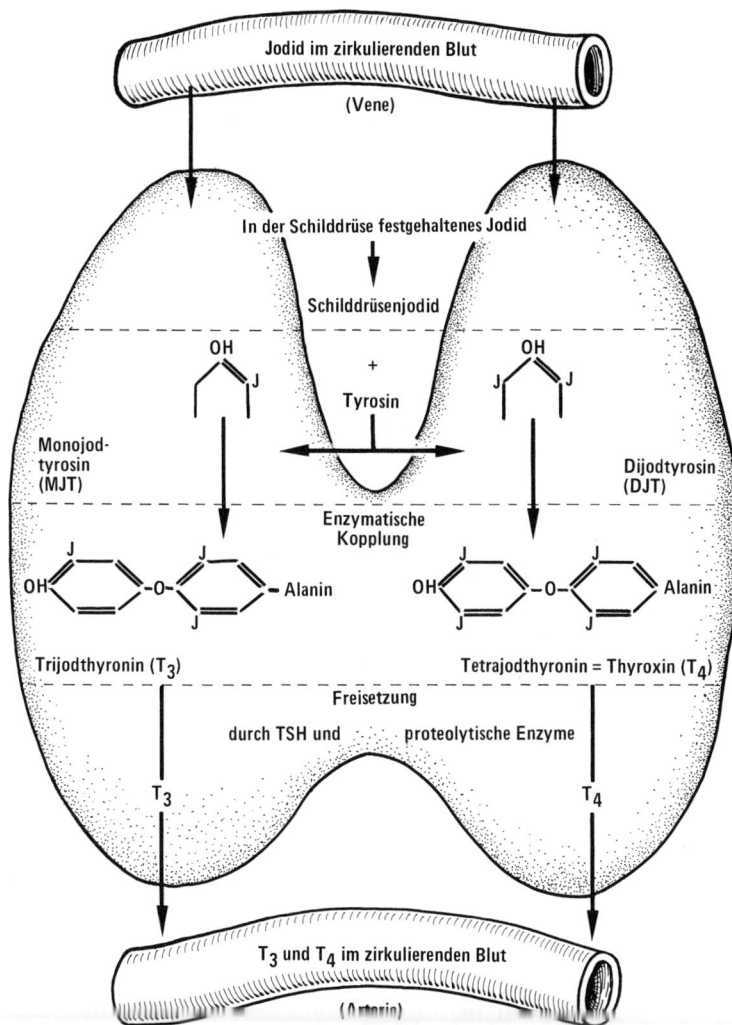

Abb. 5 Hormonsynthese in der Schilddrüse

entsteht der Hormonvorläufer Monojodtyrosin, durch Anlagerung von zwei Jodatomen der Hormonvorläufer Dijodtyrosin. Aus der Verbindung von einem Monojod- und einem Dijodtyrosin-Molekül entsteht T_3, aus der Verbindung von zwei Dijodtyrosin-Molekülen T_4.

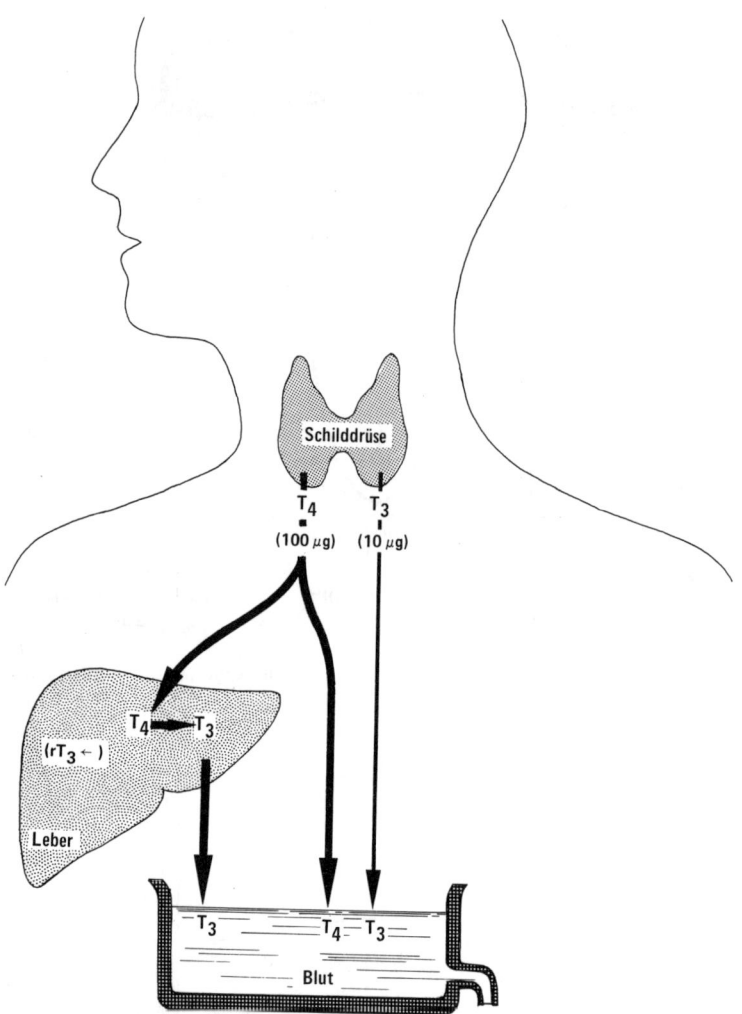

Abb. 6   Umwandlung von T_4 in T_3 in der Leber

T_3 und T_4 werden in dem schwammartigen Organ der Schilddrüse in einer gelatineartigen Flüssigkeit, dem leimartigen Kolloid gespeichert. Die Schilddrüse vermag auf diese Weise einen Vorrat an Schilddrüsenhormon für etwa zwei Monate zu lagern – wohl als Anpassung an die unregelmäßige Jodzufuhr mit der Nahrung.

Abgabe der Schilddrüsenhormone an das Blut

Je nach Bedarf der Körperzellen werden T_3 und T_4 an die Blutbahn abgegeben, täglich im Mittel 10 Mikrogramm T_3 und 100 Mikrogramm T_4 (Abb. 6). Wenn auch das Verhältnis der Abgabe der Schilddrüsenhormone 1:10 ist, kommt dem T_3 doch eine ganz wesentliche Bedeutung bei der Regulierung des Stoffwechsels zu.
Denn T_3 entsteht zusätzlich und zum überwiegenden Teil in den Körperzellen aus T_4 durch Abspaltung eines Jodatoms. Man nimmt an, daß T_3 die eigentliche Wirkform der Schilddrüsenhormone darstellt und T_4 als Vorläufer von T_3 eine Depotform der Schilddrüsenhormone im Organismus darstellt.   *Doppel-Deckung des Bedarfskontos*
Neben dem biologisch aktiven T_3 kann ein inaktives, sog. „reverse-T_3" (rT_3) entstehen, vor allem bei nicht von der Schilddrüse ausgehenden schweren anderen Krankheiten, bei denen der Organismus versucht, die Stoffwechselaktivität der Schilddrüsenhormone niedrig zu halten.
Durch eine bedarfsgerechte Regulation der Umwandlung von T_4 zu T_3 ist der Körper somit in der Lage, entweder das für den Stoffwechsel aktive Hormon T_3 bereitzustellen oder – bei geringerem Bedarf an aktivem Hormon – die Umwandlung von T_4 zu inaktivem rT_3 zu lenken.

Schilddrüsenhormone im Blut

Im zirkulierenden Blut werden T_3 und T_4 an Transporteiweißkörper gebunden (Abb. 7). Nur 0,03% des T_4 liegen als freies T_4 (FT_4) vor. T_3 kommt im Serum in einer wesentlich geringeren Konzentration von nur etwa 1/50 des T_4-Spiegels vor. Die Bindung des T_3 an die Transporteiweißkörper ist schwächer, so daß 0,3% des T_3 als freies T_3 (FT_3) vorliegen. Nur die freien Hormonanteile sind in der Lage, in die Körperzellen einzudringen und stoffwechselfördernd wirksam zu werden.
Die Bestimmung der gebundenen oder freien Schilddrüsenhormonkonzentrationen stellt temporäre statische Meßwerte dar und sagt nichts über die Hormonumsatzgeschwindigkeiten bzw. den Hormonanteil in den Körperzellen aus. Die Umsatzraten der Schilddrüsenhormone werden entscheidend von ihrem Schicksal in den Körperzellen bestimmt.

12 Die gesunde Schilddrüse

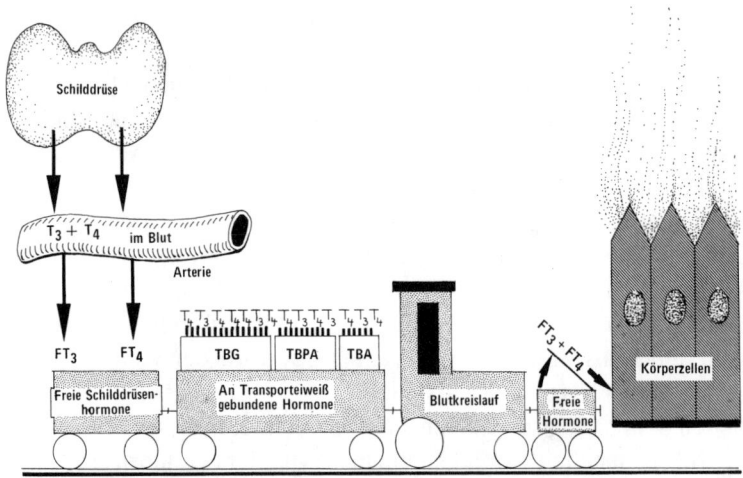

Abb. 7 Transport der Schilddrüsenhormone im Blut zur peripheren Körperzelle. TBG = thyroxinbindendes Globulin, TBPA = thyroxinbindendes Präalbumin, TBA = thyroxinbindendes Albumin

Schilddrüsenhormone: „Zündkerzen" für den Organismus

Der biologische Effekt der beiden Schilddrüsenhormone ist unterschiedlich. Die größte biologische Aktivität besitzt das T_3, das fördernd auf den Verbrauch des Sauerstoffes, die Produktion an Wärme und damit auf den gesamten Stoffwechsel einwirkt.

T_4 besitzt nur einen Bruchteil der Aktivität des T_3, der zumindest teilweise noch auf eine am Zielort stattfindende Umwandlung des T_4 zum T_3 zurückzuführen ist.

T_3 und T_4 beeinflussen den Stoffwechsel aller Körperzellen. Wenn auch pro Tag nur etwa 1/1000 g dieser Hormone ausgeschüttet wird, im Laufe des ganzen Lebens nur rund 20 g, hat ein Plus oder Minus von nur wenigen Prozent oft schwerwiegende Folgen.

Die Schilddrüsenhormone sind für die 60-Billionen-Gemeinschaft der Körperzellen so wichtig wie die Zündkerzen für den Motor eines Autos. Weil ohne Schilddrüsenhormone der Stoffwechsel ebenso erlöschen würde wie eine Flamme, der man den Sauerstoff entzieht, hat man der Schilddrüse auch den Beinamen „Blasebalg der inneren Verbrennung" gegeben.

Wie man sieht, gehen von der Schilddrüse überaus vielfältige Wirkungen aus: Durch Änderungen des Stoffwechsels werden auch Temperament, Lebenstempo, geistige Beweglichkeit und Erregung beeinflußt. Wenn die Schilddrüse von Geburt an fehlt, kann sich ein

Säugling körperlich und geistig nicht entwickeln. Wenn sie im späteren Leben, z. B. wegen einer Entzündung, verkümmert, kann ein Erwachsener nicht mehr normal leben, weil eine zunehmende körperliche und geistige Trägheit auftritt.

Normalerweise reguliert die Schilddrüse so selbstverständlich die Dynamik in unserem täglichen Leben, daß man überhaupt nicht an sie denkt. Bei Fehlfunktionen der Schilddrüse kann sich das jedoch grundlegend ändern.

Regulator für die Dynamik unseres Lebens

Steuerung der Schilddrüsenfunktion

Das aufeinander abgestimmte Zusammenwirken aller inneren Drüsen wird vom Gehirn überwacht. Die übergeordnete „Kommandozentrale" sitzt im unteren Teil des Zwischenhirns. Von hier aus erhält die Hirnanhangdrüse ihre Anregungen und Befehle (Abb. 8).

Die Hirnanhangdrüse (Hypophyse), die an der Schädelgrundfläche liegt und durch einen Stiel direkt mit dem Gehirn verbunden ist, ist der „Dirigent" aller hormonproduzierenden Organe. Sie ist nicht einmal bohnengroß und wiegt nur ein halbes Gramm. Von der im knöchernen Schädel gut geschützten Hirnanhangdrüse werden mehr als ein Dutzend Wirkstoffe an das Blut abgegeben.

Im Zwischenhirn wird das „*Th*yreotropin-*R*eleasing-*H*ormon" (TRH) gebildet, das im Vorderlappen der Hirnanhangdrüse die Freisetzung des hier gebildeten *T*hyreoidea(Schilddrüse)-*s*timulierenden *H*ormons (TSH) bewirkt (Abb. 8).

Der „Schilddrüsenstimulator" TSH greift in alle Stufen der Hormonproduktion der Schilddrüse ein. Er fördert die Aufnahme von Jod in die Schilddrüsenzelle, den Einbau des Jods in die Aminosäure Tyrosin, die Koppelung der Jodtyrosine zu den Schilddrüsenhormonen T_3 und T_4 sowie deren Abgabe an das Blut. Ohne TSH hat die Schilddrüse als Leerlauf nur einen Basisstoffwechsel, der etwa 20% des normalen beträgt.

Die hochspezialisierten Organe steuern sich auf diese Weise gegenseitig durch einen Regelkreis, in den das Zwischenhirn, die Hirnanhangdrüse und die Schilddrüse mit ihren Hormonen eingeschaltet sind. Auf diese Weise sichern sie das lebensnotwendige Gleichgewicht der verschiedenen Organsysteme.

Bedarfsgerechte Steuerung durch Regelkreis

14   Die gesunde Schilddrüse

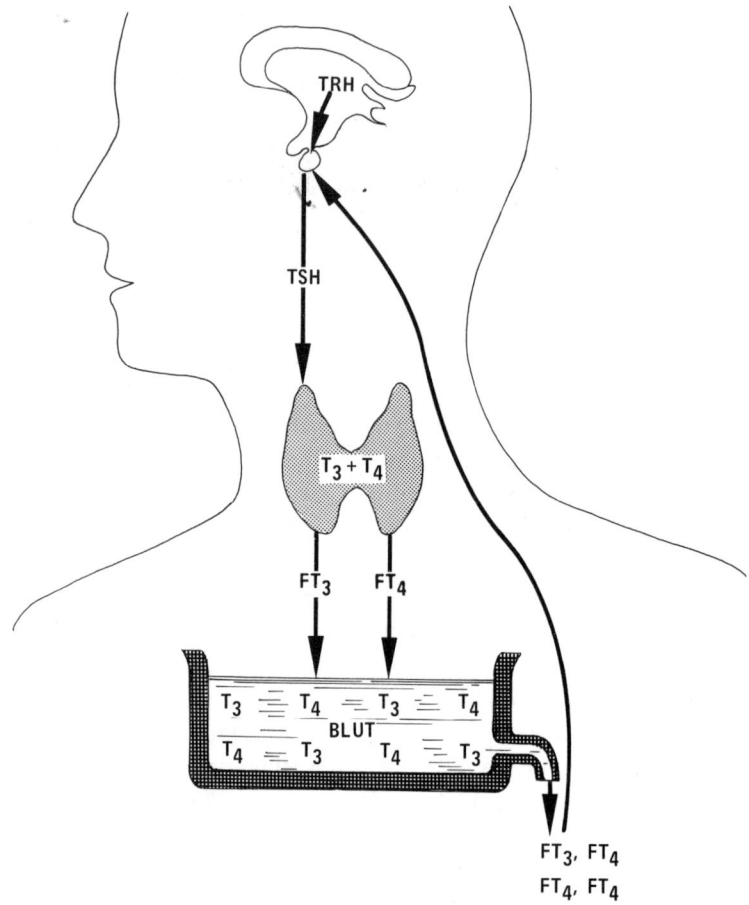

Abb. 8   Schilddrüsenregelkreis

Steuerungsgrößen dieses Regelkreises sind die Konzentrationen an freien Schilddrüsenhormonen (FT₃ und FT₄) im Blut. Sinkt der Spiegel an freien Schilddrüsenhormonen im Blut ab, kommt es zu einer vermehrten Ausschüttung von TSH und damit zu einer Korrektur des Schilddrüsenhormonmangels.

Der Regelkreis sorgt also dafür, daß die Produktion der Schilddrüsenhormone dem Hormonbedarf des menschlichen Körpers ständig angepaßt wird. Das TRH des Zwischenhirns moduliert dieses Steuerungssystem, ohne direkt in die Steuerung einzugreifen.

Auf diese Weise bestimmt der Stoffwechsel der Körperzellen als

Aufbau und Funktion der Schilddrüse 15

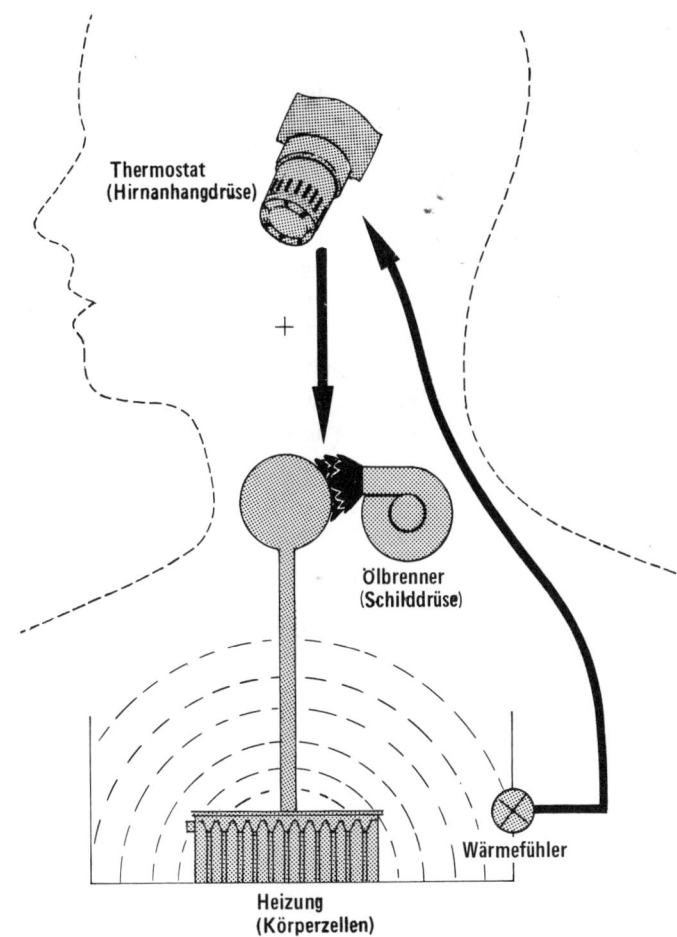

Abb. 9 „Einschalten" des Thermostaten über einen Wärmefühler bei abfallender Raumtemperatur = Stimulation der Schilddrüse bei abfallendem Hormonspiegel im Blut

Konsument der Schilddrüsenhormone die Hormonproduktion in der Schilddrüse.

Diesen Regelkreis können wir uns an einem Beispiel aus dem Alltag verständlich machen (Abb. 9). Bei der Zentralheizung ist der Ofen mit dem Brenner von den Heizkörpern in der Wohnung getrennt. Sinkt die Zimmertemperatur, sendet ein im Wohnraum angebrachter Thermostat Impulse an die Zentralheizung im Keller, wodurch der Brenner eingeschaltet wird. Haben die Heizkörper in den Wohnräumen sich ausreichend erwärmt, dann wird dies vom Thermostaten registriert und er schaltet den Brenner wieder aus.

Der „Thermostat" wacht im Gehirn

In dem Steuerungssystem, das die Hormondrüsen des Körpers bilden, ist die Hirnanhangdrüse der „Thermostat", die Schilddrüse der „Brenner", der Schilddrüsenhormonspiegel im Blut die „Raumtemperatur" (Abb. 9). Auf diese Weise wird eine dem Bedarf angepaßte Hormonproduktion gewährleistet. Das heißt, die Schilddrüse bildet täglich nur so viel Hormon, wie auch tatsächlich benötigt und verbraucht wird.

Eine Störung im Regelkreis der Schilddrüse ist immer mit einer Schilddrüsenkrankheit verbunden, die sich in einer Formveränderung der Schilddrüse bzw. in einer Über- oder Unterfunktion äußern kann.

Schilddrüsenkrankheiten

Krankheiten der Schilddrüse können aus Störungen des Gewebsaufbaus der Schilddrüse, aus Störungen der Schilddrüsenfunktion sowie aus einer Kombination beider Vorgänge bestehen. Die häufigste Schilddrüsenkrankheit ist der Kropf, in der Medizin auch „Struma" genannt.

Der Kropf
(lateinisch: Struma)

Die Karikaturen im Simplicissimus von Olaf Gulbransson und die Bauerngestalten in den Werken von Ludwig Thoma, aber auch mancher derbe Witz sind Grund dafür, daß viele Deutsche im Kropf einen Schönheitsfehler oder ein Stammeszeichen sehen, mit dem nur die Bayern, Allgäuer, Tiroler und Schweizer behaftet sind.
In Wirklichkeit ist der Kropf eine krankhafte Schilddrüsenvergrößerung (Abb. 3 und 10). Sie kommt, wie die Übersichtskarte (Abb. 1) zeigt, in der ganzen Bundesrepublik und auch in der DDR mit unterschiedlicher Häufigkeit vor. Insgesamt haben nahezu 10 Millionen Bundesbürger einen Kropf.

Ursache des Kropfes

Ein Kropf entsteht, wenn die Zahl der Schilddrüsenfollikel zunimmt. Dies ist – wie schon erwähnt – der Fall, wenn Jod als Rohstoff der Schilddrüsenhormone in ungenügendem Maße vorhanden ist. *Jodmangel häufigste Kropfursache*
Die normale Schilddrüse enthält Zellen, die sich schon bei geringsten Wachstumsreizen zu teilen beginnen. Einige wenige Zellfami-

lien vermehren sich sogar ganz von selbst und ohne „Hilfe von außen".

Aus solchen sehr empfindlichen Zellfamilien entstehen Tochterzellfamilien, die die Eigenschaft der raschen Teilung beibehalten. Wenn daher ein Wachstumsreiz z. B. die bei Jodmangel leicht erhöhte Stimulation durch das TSH der Hirnanhangdrüse oder andere Wachstumsfaktoren die Schilddrüse anregen, teilen sich die Zellen rascher und bilden im Laufe der Zeit mehr neue Follikel als die weniger empfindlichen Zellen. Schließlich wächst der Kropf weiter, auch wenn der ursprüngliche Wachstumsreiz erlischt.

Bei einem nicht entzündlichen und nicht bösartigen Kropf ist die Schilddrüse vergrößert, ohne daß die Hormonproduktion verändert ist. Der Körper unternimmt durch die Vergrößerung den auf die Dauer vergeblichen und schädlichen Versuch, den Jodmangel in der Nahrung durch eine etappenweise, ständig zunehmende Vergrößerung des Organs auszugleichen (Abb. 19).

Der Kropf ist Ausdruck für das Mißverhältnis zwischen Jodangebot und Hormonnachfrage. Er signalisiert Jodmangel.

Im Mittelalter hielt man den Kropf noch für eine Strafe Gottes. Später meinte man, er entstünde durch heftige Anstrengungen, starkes Husten, schwere Geburt oder Verhalten des Atems.

Aber schon im 19. Jahrhundert führte man ihn vereinzelt auf das Trinkwasser zurück, ohne allerdings nähere Gründe angeben zu können.

Heute weiß man, daß eine mangelnde Versorgung des Organismus mit dem Schilddrüsenhormonbaustein Jod ein wesentlicher Faktor bei der Entstehung des Kropfes ist.

Sinkt die tägliche Jodzufuhr (wie in der Bundesrepublik Deutschland) auf Werte unter 70 Mikrogramm, kommt die „normale" Produktion der Schilddrüsenhormone T_3 und T_4 nur über ein Anpassungswachstum der Schilddrüse zustande.

Wie Abb. 1 zeigt, gibt es in der Bundesrepublik Gegenden, die seit den geologischen Verschiebungen während der Eiszeit sehr jodarm sind: Alpen- und Voralpenland, Bayerischer Wald, Schwarzwald, Schwäbische Alb, Rhein-Main-Gebiet und Harz.

Es verwundert deshalb kaum, daß in Süddeutschland 20–30% (bei Frauen sogar bis zu 60%) der Bevölkerung einen Kropf haben, während es in Norddeutschland nur 4–15% sind. Oft handelt es sich nur um eine mäßige Vergrößerung der Schilddrüse.

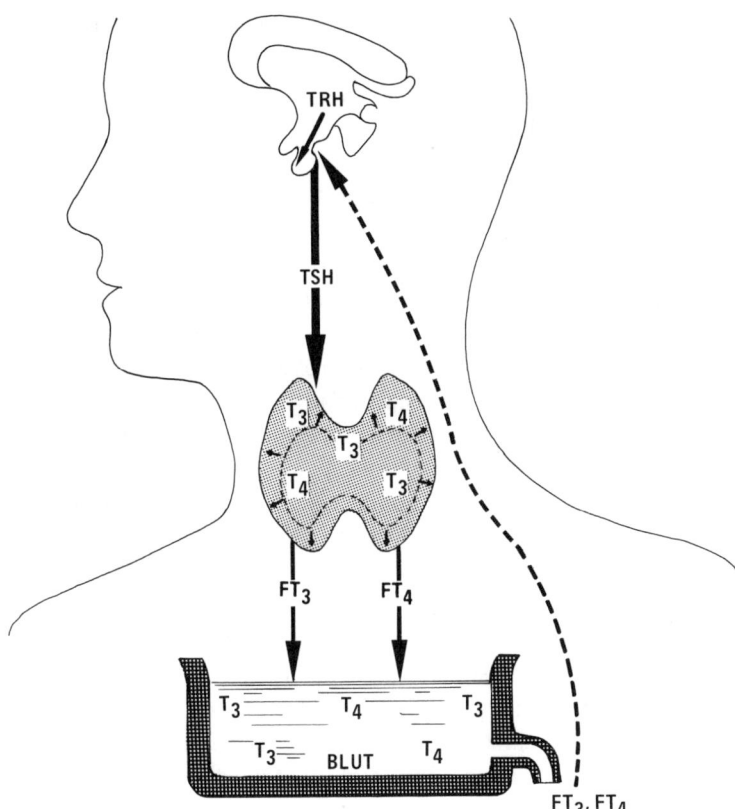

Abb. 10 Entstehung des Kropfes: Jodmangel führt zu einem Absinken des Schilddrüsenhormonspiegels im Blut und damit zu einem Anstieg des TSH-Spiegels, wodurch es zu einer Schilddrüsenvergrößerung, einem Kropf, kommt

Dabei ist meist auch ein familiär gehäuftes Vorkommen festzustellen. In der Regel müssen also zwei Bedingungen zusammentreffen, um die Kropfhäufigkeit endemisch (örtlich begrenzt auftretend) zu machen:

– Jodmangel im Gesamtnahrungsangebot einer Gegend und eine
– Bereitschaft zur Schilddrüsenkrankheit.

Da die Betroffenen im Anfangsstadium die Vergrößerung der Schilddrüse nicht erkennen, bleiben viele Kröpfe zunächst unbemerkt.

Schilddrüsenkrankheiten

Jodmangel gefährdet schon die Ungeborenen

Der naturbedingte Jodmangel in der Bundesrepublik Deutschland gefährdet bereits die Ungeborenen im Mutterleib. Etwa 1% der Neugeborenen haben eine durch einen Jodmangel hervorgerufene Schilddrüsenvergrößerung.

Hauptursache dieser frühkindlichen Schilddrüsenvergrößerung ist eine ausgeprägte Jodmangelsituation bei den Müttern. Besonders die Ungeborenen von Schwangeren mit Kröpfen erhalten für die Hormonproduktion in der noch sehr kleinen Schilddrüse zu wenig Jod und werden dadurch in ihrer körperlichen und später geistigen Entwicklung gefährdet.

Auch Säuglinge von Müttern mit vergrößerten Schilddrüsen leiden unter Jodmangel. Neugeborene benötigen nämlich täglich 25–45 Mikrogramm Jod. Die Brustmilch von Frauen mit Jodmangel kann diesen Bedarf nicht decken.

Bei Schulkindern wurden im bundesweiten Durchschnitt sogar bei 30% der Jungen und 40% der Mädchen Schilddrüsenvergrößerungen beobachtet.

Einst „Strafe Gottes" – heute Volkskrankheit

Der Kropf gehört also in unserem Land zu den Volkskrankheiten. Frauen bekommen häufiger einen Kropf als Männer. Die Gründe für diesen Unterschied sind noch ungekannt.

Da der Kropf sich entwickelt, um dem Hormonbedarf des Organismus zu genügen, entsteht er besonders in Zeiten mit erhöhtem Hormonbedarf, etwa in der Pubertät (bei Mädchen häufiger als bei Jungen), in und nach einer Schwangerschaft, in den Wechseljahren der Frau.

Die Häufigkeit des Kropfvorkommens nimmt insgesamt mit dem Lebensalter zu.

Anhaltender Mangel an Jod bzw. Schilddrüsenhormonen kann zu folgenden Störungen führen:

- Verzögerung der körperlichen und geistigen Entwicklung bei Kindern und Jugendlichen,
- Müdigkeit und Trägheit bei Erwachsenen, Minderung der Leistungsfähigkeit,
- allgemeine Beschwerden wie Neigung zu Frieren, Verstopfung, Gewichtszunahme bei normaler Nahrungsaufnahme, Schwellungen im Bereich der Augen, des Gesichts oder des ganzen Körpers, Herz- und Kreislaufbeschwerden,
- Drosselung zahlreicher Stoffwechselprozesse und dadurch erhöhte Anfälligkeit für Infektionskrankheiten, Begünstigung der

Abb. 11a Einengung der Luftröhre durch den Kropf

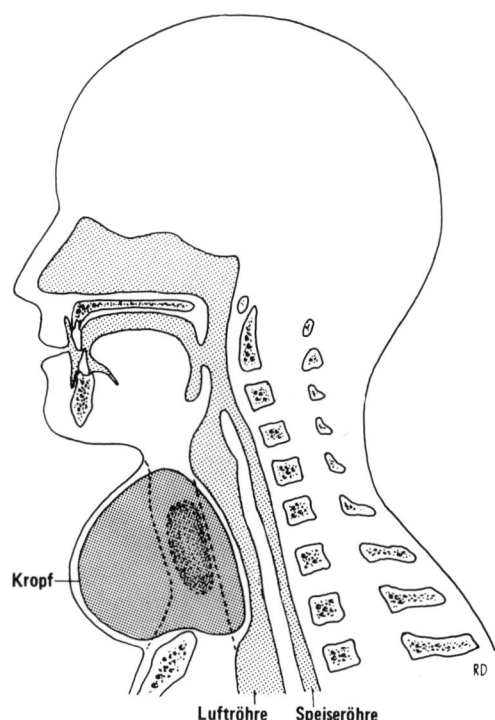

Arteriosklerose ("Gefäßverkalkung"), Beschleunigung des Alterns,
- bei Frauen Störungen der Monatsblutung, Frühgeburten, Totgeburten und Mißbildungen des Neugeborenen.

Ein Kropf muß nicht von vornherein mit Beschwerden im Halsbereich verbunden sein. Dennoch ist er in jedem Fall nicht nur ein Schönheitsfehler, sondern ein ernstes Risiko für die Gesundheit:

Jeder Kropf ist ein Risiko für die Gesundheit

- Der Kropf kann, je nach seiner Ausdehnung, auf Luft- und Speiseröhre drücken und Atem- sowie Schluckbeschwerden verursachen (Kloßgefühl im Hals) (Abb. 11 a und b).
- In jedem Kropf können gutartige oder bösartige Knoten (Adenome) entstehen. Je nach ihrer Entwicklung bilden solche Knoten zunächst noch bedarfsgerechte Mengen an Schilddrüsenhormon. Später stellen sie ihre Arbeit ein, es kommt zu ruhenden, funktionslosen „kalten" Knoten. Oder die Knoten produzieren umge-

22 Schilddrüsenkrankheiten

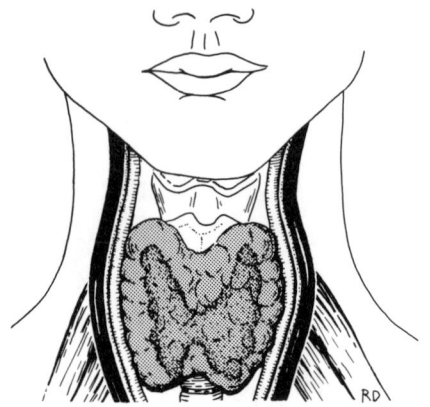

Abb. 11b Der Kropf drückt auf die Blutgefäße des Halses

kehrt zu viel Hormone in überaktiven „heißen" Knoten. Dies besonders dann, wenn die Schilddrüse plötzlich ein Überangebot des Hormonaufbausteins Jod erhält, z. B. durch jodhaltige Medikamente, jodhaltige Röntgenkontrastmittel, jodhaltige Lebensmittel. Ein solcher plötzlicher Jodüberschuß mit vermehrter Produktion von Schilddrüsenhormonen kann zu einer Schilddrüsenüberfunktion führen (s. S. 45).

Formen des Kropfes

Nicht jeder Kropf fällt gleich ins Auge

Nach den Richtlinien der Weltgesundheitsorganisation liegt ein Kropf dann vor, wenn die Seitenlappen der Schilddrüse größer sind als die Endglieder der Daumen der untersuchten Person.

Nach der äußeren Beschaffenheit werden folgende Kropfformen unterschieden:

- Diffuser Kropf:
  Hier ist die Schilddrüse in allen Anteilen gleichmäßig vergrößert und weist keine Knotenbildungen auf. Es handelt sich um die beginnende Form des Kropfes, die vor allem bei Jugendlichen gefunden wird;
- Knotenkropf:
  Aus dem diffusen Kropf entwickelt sich bei Fortbestand des Jodmangels die knotige und ungleichmäßige Schwellung der Schilddrüse, die entweder einen Einzelknoten oder vielfache

Unregelmäßigkeiten aufweist. Diese Kropfform findet sich besonders bei älteren Patienten.

Das klinische Erscheinungsbild des Kropfes ist nicht einheitlich. Zunächst kommt es zu einer eben tastbaren Schilddrüsenvergrößerung, bei der es sich meist um eine gleichmäßige Wucherung handelt (Grad I und II).

Eventuelle vorhandene Knoten sind zunächst oft nur bei zurückgebeugtem Kopf tastbar oder schon bei normaler Kopfhaltung sichtbar (Grad II a).

Häufig ist der Kropf im Stadium I und II für den Betroffenen, abgesehen von einer äußeren Auffälligkeit, scheinbar ganz ohne praktische Bedeutung.

Erst bei starker Vergrößerung des Kropfes (Grad III) treten durch Druck auf die Luftröhre eine nicht selten erhebliche Atemnot und bei Druck auf die Speiseröhre auch Schluckstörungen ein. Durch Druck auf die Blutgefäße des Halses kann der Kropf zu einer Stauung der Blutzirkulation führen (Abb. 11 b).

Im Einzelfall ist kaum vorauszusehen, wer von den leicht erkrankten Personen mit Kröpfen des Grades I schließlich eine größere und auch sichtbare Schilddrüsenvergrößerung bekommt. Da es jedoch leider in der Regel nicht beim einmaligen „Wachstumsschub" der Schilddrüse bleibt, ist jeder Kropf, auch der kleine Kropf Jugendlicher in der Pubertät, behandlungsbedürftig.

Jeder Kropf muß behandelt werden

Beschwerden beim Kropf

Ein Kropf verursacht häufig keine oder nur geringe subjektive Beschwerden. Oft werden Kropfträger erst durch den untersuchenden Arzt auf die Schilddrüsenvergrößerung aufmerksam gemacht oder suchen wegen ihres verdickten Halses aus kosmetischen Gründen einen Arzt auf.

Die Beschwerden sind im wesentlichen lokale Erscheinungen: Druck-, Enge- und Kloßgefühl, Mißempfindungen beim Tragen hochschließender Kleidung, Schluckbeschwerden, Luftnot bei Belastung oder auch in Ruhe.

Ausgeprägtere Symptome wie Atemnot, Heiserkeit, Schluckbeschwerden und obere Einflußstauung entstehen im allgemeinen erst dann, wenn der Kropf Nachbarorgane wie Luftröhre, Stimmband-

Ein dicker Hals wirft viele Fragen auf

nerven, Speiseröhre, Blutgefäße des Halses mechanisch beeinträchtigt.

Bei der Untersuchung wird der Arzt zunächst verschiedene Fragen stellen, deren Sinn im Zusammenhang mit seiner Halsverdickung vielleicht nicht jedem Patienten gleich klar ist. Doch diese Fragen zielen auf Beschwerden, die durch eine Schilddrüsenkrankheit hervorgerufen sein können, ebenso wie auf Beschwerden, die eine Schilddrüsenkrankheit eher unwahrscheinlich machen.

Solche Fragen sind zum Beispiel (vgl. Abb. 19):
– Wer Ihrer Verwandten hat einen Kropf?
– Wird in Ihrer Verwandtschaft jemand wegen einer Schilddrüsenkrankheit behandelt?
– Wurde Ihre eigene Schilddrüse früher schon einmal untersucht?
– Wenn ja, wann, mit welcher Diagnose?
  Welche Behandlung wurde durchgeführt?
– Haben Sie Beschwerden im vorderen Halsbereich?
– Wenn ja, welche, wie oft, im welchem Zusammenhang, seit wann?
– Sind Sie wärme- oder kälteempfindlich?
– Frieren Sie leicht an Händen und Füßen oder am ganzen Körper?
– Schlägt Ihr Herz dauernd zu schnell oder ist Ihr Puls unregelmäßig?
– Hat sich Ihr Stuhlgang in den letzten Wochen bzw. Monaten verändert?
– Haben Sie in den letzten Wochen bzw. Monaten trotz guten Appetits an Gewicht ab- oder zugenommen?

Der Arzt wird auch danach fragen, wo der Patient geboren und aufgewachsen ist – vielleicht in einem „Kropfgebiet"? Er wird wissen wollen, welche Medikamente eingenommen worden sind und welche gegenwärtig eingenommen werden. – Die Schilddrüsenfunktion kann nämlich auch durch Arzneimittel beeinflußt werden. Ein Kropf kann sich evtl. erst durch den Einfluß bestimmter Medikamente entwickeln.

Im allgemeinen wird der Arzt auch fragen, wann der Patient zum ersten Male etwas von seinem Kropf bemerkt hat und ob er auch schon Phasen eines verstärkten Kropfwachstums – während der Pubertät, in der Schwangerschaft, bei Infektionen der oberen Luftwege, in den Wechseljahren oder unter Streß – beobachtet hat.

Angaben der wechselnden Kropfgröße, besonders die Zunahme des Halsumfangs bei Belastungen sowie Angaben, daß der Kropf schmerzhaft ist, daß er Beschwerden verursacht und daß er rasch größer wurde, sind für den untersuchenden Arzt gleichfalls wichtig.

Untersuchung bei Kropf

Die körperliche Untersuchung berücksichtigt die geklagten Lokal- und Allgemeinbeschwerden. Der Arzt trifft folgende Feststellungen:

- Art des Kropfes (nicht knotig oder knotig),
- Beschaffenheit des Kropfes (weich, prall, derb),
- Verschieblichkeit des Kropfes (gut, schlecht),
- Behinderungen von Luftröhre, Speiseröhre, Blutabfluß.

Neben der körperlichen Untersuchung sind im allgemeinen weitere technische Untersuchungen erforderlich, um alle anderen Ursachen für eine Schilddrüsenvergrößerung auszuschließen, bevor die Diagnose gestellt wird.

Deshalb erfolgt eine Blutentnahme zur Bestimmung der Menge der Schilddrüsenhormone im Blut, manchmal nach Injektion von *T*hyreotropin-*R*eleasing-*H*ormone (TRH) (s. S. 88) eine zweite Blutentnahme dreißig Minuten später, um die Reaktion der Schilddrüse auf die Ausschüttung von *T*hyreoidea-*s*timulierendem *H*ormon (TSH) feststellen zu können.

Bei Jodmangelkröpfen liegt der T_4-Spiegel in der unteren Hälfte des Normbereichs. Ein normaler Anstieg des TSH nach Stimulation mit TRH schließt Schilddrüsenfunktionsstörungen mit großer Sicherheit aus.

Bei kleinen diffusen Kröpfen jüngerer Patienten reichen wenige Untersuchungsverfahren aus. Bei allen größeren Kröpfen, insbesondere bei knotig veränderten Kröpfen und meistens auch bei älteren Patienten, ist das diagnostische Programm umfangreicher: Die Ultraschalluntersuchung der Schilddrüse ist für den Patienten schmerzlos, nicht belastend und ohne jedes Risiko. Mit ihr lassen sich die Größe des Kropfes ermitteln und Knoten innerhalb des Kropfes abgrenzen sowie deren Beschaffenheit erkennen (s. S. 92). Für die Szintigraphie (vom lat. scintillare = flimmern) wird eine

Ultraschall und strahlende Atome enthüllen Kropfcharakter

ganz geringe Menge einer jodähnlichen radioaktiven Substanz (Technetium-99m) in die Blutbahn injiziert. Dieser „Jodersatz" konzentriert sich in der Schilddrüse. Anschließend wird von außen mit einem einer Kamera ähnlichen hochempfindlichen Meßgerät die Verteilung der schwachen Radioaktivität in der Schilddrüse bildlich aufgezeichnet (s. S. 94). Die Strahlenbelastung des Patienten ist bei einer solchen Szintigraphie wesentlich geringer als bei einer Röntgenuntersuchung von z. B. Herz und Lungen.

Manchmal ist zur Klärung der Diagnose eine Punktion der Schilddrüse erforderlich. Dabei wird mit der dünnen Nadel und einer Spritze nach Einstich in den Hals etwas Gewebe aus der Schilddrüse für eine Untersuchung unter dem Mikroskop entnommen. Diese einfach und schnell ohne lokale Betäubung durchführbare Punktion der Schilddrüse ist ungefährlich. Der dabei empfundene Schmerz ist meist sogar geringer als bei einer Blutentnahme aus dem Arm (s. S. 96).

Bei Atem- oder Schluckbeschwerden durch den Kropf wird eine Röntgenaufnahme der Luftröhre, ggf. auch der Speiseröhre, angefertigt. Manchmal werden bei mechanischen Beschwerden und einem hinter das Brustbein wachsenden Kropf auch die Organe des Brustkorbs geröntgt.

Die Ergebnisse dieser Untersuchungen bilden die Grundlage der Diagnose, auf der die Behandlung geplant und aufgebaut wird.

Behandlung des Kropfes

So geht es Kröpfen an den Kragen

Jede Schilddrüsenvergrößerung im Sinne eines Kropfes sollte – wenn die Diagnostik eine gleichzeitige Störung der Schilddrüsenfunktion ausschließt – behandelt werden. Dies auch, wenn keine oder nur geringe Beschwerden bestehen.

Die Behandlung bewahrt vor weiterem Kropfwachstum und Knotenbildungen, störenden und evtl. schmerzhaften Beschwerden am Hals sowie Schluckstörungen, Heiserkeit, Luftnot und schließlich vor einem Minderwertigkeitsgefühl aus kosmetischen Gründen.

Die Verkleinerung eines Kropfes kann mit Hilfe von Medikamenten, durch Operation oder durch eine Strahlenbehandlung erfolgen.

Behandlung mit Medikamenten
Die Grundbehandlung aller noch normale Hormonmengen produzierenden Kröpfe ist eine Langzeitbehandlung mit Schilddrüsenhormonen, evtl. in Kombination mit Jodgabe in Form von Jodidtabletten oder jodiertem Speisesalz – zur Entlastung der Schilddrüse und zur Unterdrückung weiterer Wachstumsreize. Nur bei Kindern und Jugendlichen reicht die alleinige Gabe von Jod aus.
Die theoretische Grundlage der Behandlung mit Schilddrüsenhormonen ist in den Abb. 12 und 13 dargestellt. Wir erinnern uns an den Vergleich mit der Zentralheizung (s. S. 13): Wenn das Wohnzimmer mit einem zusätzlichen elektrischen Heizgerät auf eine angenehme Raumtemperatur erwärmt wird (Abb. 12), so wird der Thermostat den Brenner der Ölheizung gar nicht erst einschalten. In diesem Vergleich entspricht das elektrische Heizgerät der Schilddrüsenhormontablette, die den Regelmechanismus der Schilddrüse weitgehend abschaltet (Abb. 16). Der Bedarf an Schilddrüsenhormonen wird durch das Hormon in der Hormontablette völlig gedeckt. Der Kropf kann seine eigene Hormonproduktion drosseln oder ganz einstellen.

<small>Hormontabletten als „Zusatzheizung"</small>

Durch diese „Ruhigstellung" der Schilddrüse wird zunächst ein Weiterwachsen des Kropfes verhindert. Durch die zunehmende Entlastung beginnt er sich allmählich zu verkleinern, da er kein Hormon mehr zu produzieren braucht. (So wie sich nach einem Knochenbruch die Muskulatur des ruhiggestellten Beines verschmächtigt.)
Der Schilddrüsenhormon"fabrik" des Körpers wird durch Zufuhr des fertigen Produkts, der Schilddrüsenhormone in Tablettenform, die Arbeit abgenommen. Die Zellen des Organismus können nicht unterscheiden, ob das Schilddrüsenhormon aus der Schilddrüsenhormon-Tablette oder der Schilddrüse stammt. Denn die chemische Zusammensetzung der synthetisch hergestellten Schilddrüsenhormone ist identisch mit derjenigen, die die Schilddrüse produziert.
Die Einnahme der Schilddrüsenhormon-Tabletten sollte zur besseren Verträglichkeit „einschleichend" begonnen werden. Der Regelmechanismus, der die Schilddrüse steuert (Abb. 13), sollte in kleinen Schritten allmählich abgeschaltet werden.
Dazu beginnt der Patient eine Woche oder vierzehn Tage lang mit einer kleinen Dosis Schilddrüsenhormon (50 Mikrogramm Levo-

28 Schilddrüsenkrankheiten

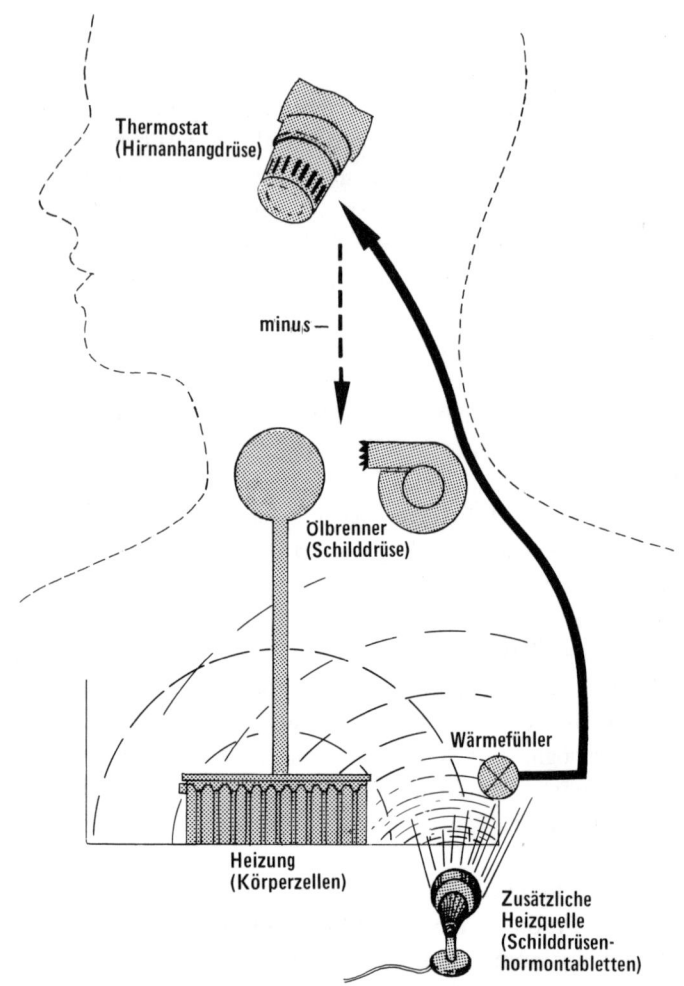

Abb. 12 Durch ein elektrisches Heizgerät (= Schilddrüsenhormon) läßt sich über den Thermostat der Ölbrenner (= Schilddruse) „ruhigstellen" (vgl. Abb. 9)

Thyroxin) und steigert diese in wöchentlichen Abständen auf die erstrebte Tagesdosis von meist 150, bei jüngeren Patienten auch 200–250 Mikrogramm Levo-Thyroxin. Die Dosis sollte der behandelnde Arzt festlegen.

Bei vorübergehenden leichten Unverträglichkeitserscheinungen sollte man ein paar Tage eine viertel oder eine halbe Tablette

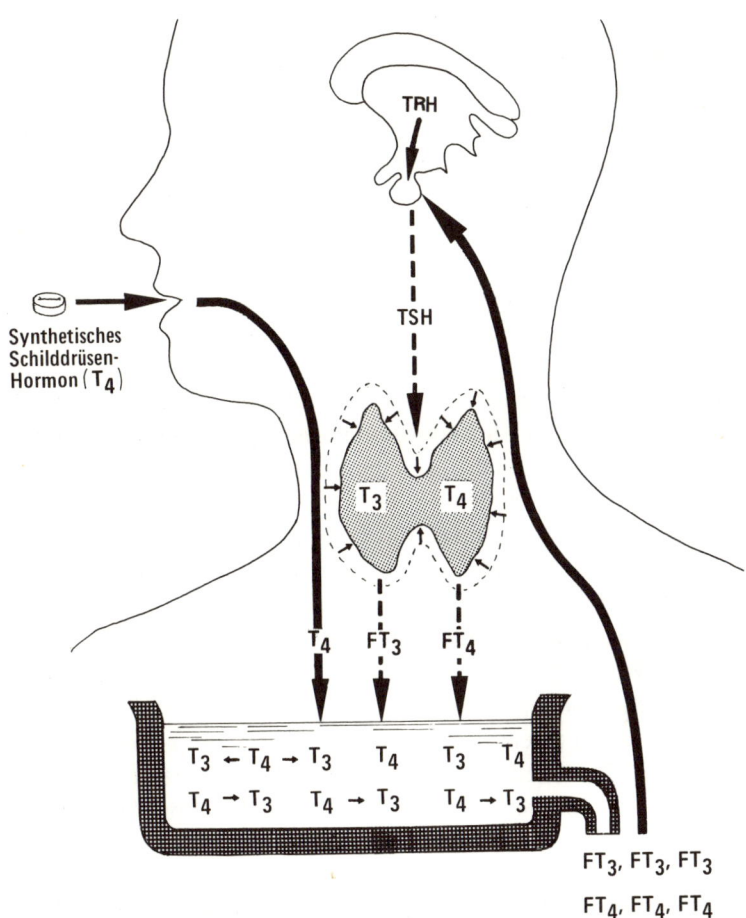

Abb. 13 Behandlungsprinzip des Kropfes mit Schilddrüsenhormontabletten, die zu einer Unterdrückung der TSH-Aktivität und Ruhigstellung bzw. Entlastung der Schilddrüse führen

weniger einnehmen, um dann nach ein bis zwei Wochen erneut zu versuchen, die verordnete Dosis einzunehmen.

Die regelmäßige Einnahme der Schilddrüsenhormon-Tabletten ist ausschlaggebend für den Behandlungserfolg. Falls nicht anders verordnet, werden die Schilddrüsenhormon-Tabletten als Dauerbehandlung konsequent jeden Tag eingenommen. Bedenken gegen eine langjährige Tabletteneinnahme bestehen hierbei nicht, da es

Nur regelmäßige Einnahme führt zum Erfolg

sich bei Schilddrüsenhormonen nicht um medikamentöse Fremdstoffe, sondern um synthetisch hergestellte körpereigene Substanzen handelt.

Der Umstand, daß aus dem T_4 das biologisch aktive T_3 entsteht und daß diese Umwandlung allmählich über mehrere Tage verläuft, macht T_4 (Levo-Thyroxin) in Tablettenform zu einem idealen Depotpräparat. Als erforderliche Dosis sind bei Erwachsenen mindestens 2 Mikrogramm pro Kilogramm Körpergewicht, also etwa 150 Mikrogramm Levo-Thyroxin täglich, bei Jugendlichen durchaus auch höhere Dosen von 200–250 Mikrogramm Levo-Thyroxin täglich erforderlich.

Nicht vergessen: 1 × täglich vor dem Frühstück...

Die täglich einmalige Einnahme der notwendigen T_4-Dosis ahmt die Bedingungen der Schilddrüsenhormon-Produktion im Körper am besten nach. Wenn die Einnahme des T_4 auf nüchternen Magen eine halbe Stunde vor dem Frühstück erfolgt, kann mit einer Aufnahme von etwa 80% in das Blut gerechnet werden. Man sollte es sich zur Gewohnheit machen, die Schilddrüsenhormone nach dem Aufstehen, z. B. nach dem Zähneputzen, einzunehmen.

Zu Beginn der Behandlung können als Folge der stoffwechselsteigernden Wirkung von T_4, das sich zu dem noch vorhandenen körpereigenen T_4 addiert, gelegentlich Beschwerden im Sinne einer leichten Schilddrüsenüberfunktion, wie vermehrtes Herzklopfen, Schwitzen, Durchfälle, Schlafstörungen, Wärmeüberempfindlichkeit, innere Unruhe, auftreten. Wenn die Eigenproduktion der Schilddrüse jedoch zunehmend unterdrückt wird, verschwinden diese Beschwerden rasch wieder.

Bei älteren Patienten mit Herzerkrankungen sollte die Behandlung mit niedrigeren Dosen an Levo-Thyroxin begonnen und die Steigerung der Dosis in längeren Abständen vorgenommen werden, damit sich das Herz an die neue Situation anpassen kann.

Seit Einführung der Behandlung des Kropfes mit Schilddrüsenhormon vor über achtzig Jahren liegt die in zahlreichen wissenschaftlichen Veröffentlichungen belegte Erfolgsrate dieser einfachen Behandlung im Mittel bei etwa 80–90%. Die Erfolge der Kropfbehandlung mit Schilddrüsenhormon sind um so besser, je jünger der Patient ist und je weniger Knotenbildungen innerhalb des Kropfes vorliegen. Aber auch bei Knotenkröpfen ist durchaus noch eine Rückbildung der Knoten durch konsequente Entlastung von der Hormonproduktion möglich.

Die Erfolge der Behandlung mit Schilddrüsenhormon sind jedoch nur nach einer konsequent durchgeführten Langzeittherapie über mindestens 2–3 Jahre zu erreichen. Wenn die Behandlung frühzeitig eingesetzt, sind die Chancen für eine Rückbildung des Kropfes besonders groß.

Vor allem die Kröpfe junger Menschen sprechen sehr gut auf eine Behandlung mit Schilddrüsenhormon-Tabletten an. Bei älteren Patienten mit knotigen Kröpfen ist erwartungsgemäß die Behandlung nicht ganz so wirkungsvoll. Zumindest kann ein weiteres Wachstum verhindert werden.

Jede Langzeitbehandlung mit Schilddrüsenhormon-Tabletten macht eine enge und persönliche Arzt-Patienten-Beziehung erforderlich. Denn die regelmäßige Tabletteneinnahme ist ausschlaggebend für den Behandlungserfolg.

Die Behandlung wird regelmäßig in 6- bis 12monatigen Abständen überwacht, vor allem durch ärztliche Untersuchungen mit Überprüfung der Pulsfrequenz, des Tastbefundes, evtl. mit einer Ultraschalluntersuchung der Schilddrüse, gelegentlich auch mit einer Szintigraphie sowie durch Blutteste. Am Tage einer Kontrolluntersuchung sollten ausnahmsweise, falls nicht anders vereinbart, die Schilddrüsenhormon-Tabletten erst nach dem Arztbesuch eingenommen werden.

Man schätzt, daß etwa nur die Hälfte der Patienten mit einem Kropf die empfohlene Langzeitbehandlung mit Schilddrüsenhormon auch konsequent durchführt.

Häufig führen die auf dem Beipackzettel der Schilddrüsenhormon-Präparate aus Sicherheitsgründen nach einer gesetzlichen Vorschrift aufgezählten möglichen Nebenwirkungen zu einem Abbruch der Behandlung, wenn der Patient nicht entsprechend vom behandelnden Arzt aufgeklärt wurde, daß es sich allenfalls um vorübergehende Beschwerden zu Beginn der Behandlung handelt.

Keine Angst vor dem Beipackzettel

Die angegebenen möglichen Nebenwirkungen können Patienten tatsächlich bisweilen das Fürchten lehren, sie sind jedoch kein Grund zur Furcht, sondern – auch aus rechtlichen Gründen – gesetzlich vorgeschrieben. Wenn eine Nebenwirkung angegeben wird, heißt das nicht, daß sie in jedem Fall erwartet werden muß. Es bedeutet lediglich, daß man darauf achten sollte. Wenn ein Patient vermutet, daß er von einer möglichen Nebenwirkung der Schilddrüsenhormon-Tabletten betroffen ist, sollte er seinen Arzt darüber informieren und nicht einfach die Behandlung unter- oder gar abbrechen.

Gründe für Mißerfolge der Behandlung des Kropfes mit Schilddrüsenhormon sind leider inkonsequente Tabletteneinnahme, Unterdosierungen, Abbruch der Behandlung während anderer Erkrankungen – auch während der Schwangerschaft.

In der Schwangerschaft und in der Stillperiode ist der Schilddrüsenhormon-Bedarf jedoch gerade besonders groß. Schwangere und stillende Frauen müssen ganz besonders auf die tägliche Einnahme der Schilddrüsenhormon-Tabletten achten, weil sonst ihr Kropf größer werden kann.

Dabei sind für das Kind keine Schäden zu befürchten, da die Schilddrüsenhormone den Mutterkuchen (die Plazenta) nicht passieren. Ebenso unbedenklich ist das Stillen des Säuglings. Das Schilddrüsenhormon geht kaum in die Muttermilch über.

Während der Schwangerschaft sind unter dem Einfluß der weiblichen Hormone, der Östrogene, die Schilddrüsenhormone vermehrt an Transporteiweiße im Blut gebunden. Deshalb sind dann im allgemeinen höhere Dosen an Schilddrüsenhormon erforderlich. Da auch die Antibabypillen unterschiedliche Mengen an Östrogenen enthalten, kann durch die Einnahme dieser Präparate ein Kropf und evtl. eine hormonelle Minderleistung der Schilddrüse nach dem gleichen Mechanismus wie unter dem erhöhten Östrogenspiegel während der Schwangerschaft hervorgerufen werden. Eine Kombination der Antibabypille mit Schilddrüsenhormon-Präparaten ist bei jungen Frauen mit beginnender Kropfbildung daher oft nützlich und angezeigt.

Schilddrüsenhormon-Tabletten sind keine Dickmacher

Die vom Arzt festgesetzte Tagedosis des Schilddrüsenhormons ist jeweils den persönlichen Bedürfnissen des Patienten anzupassen. Auf keinen Fall ruft sie, wie manche Patienten befürchten, eine Zunahme des Körpergewichtes hervor. Es kann allerdings vorkommen, daß die Einnahme von Schilddrüsenhormon den Appetit etwas steigert und der Patient mehr ißt, so daß es auf diese Weise zu einer Zunahme des Körpergewichtes kommen kann.

Patienten, die ihre Schilddrüsenhormon-Tabletten regelmäßig einnehmen und mit einer ausreichenden Schilddrüsenhormon-Dosis gut eingestellt sind, können jeden Urlaubsort unbesorgt wählen.

Wenn sich nach einer mindestens zweijährigen Behandlung ein Kropf zurückgebildet hat, sollte die Schilddrüsenhormon-Gabe zur

Vermeidung eines erneuten Anstiegs des TSH des Hypophysenvorderlappens, der wieder zu Kropfwachstum führen könnte, über einen längeren Zeitraum hinweg ausschleichend in abfallender Dosierung abgesetzt werden. Zur Erhaltung des Therapieerfolges ist dann in jedem Fall eine vorbeugende Behandlung mit jodiertem Speisesalz oder mit Jodidtabletten erforderlich.

Wenn der Kropf trotzdem wieder zu wachsen beginnt, vor allem in Situationen vermehrten Hormonbedarfs, muß allerdings die Behandlung mit Schilddrüsenhormon-Tabletten – selbstverständlich nach vorheriger erneuter ärztlicher Untersuchung – wieder aufgenommen werden.

Bei der Erfolgsbeurteilung einer Behandlung des Kropfes mit Schilddrüsenhormon muß man bedenken, daß jeder Kropf periodischen Größenschwankungen unterworfen ist, an denen die momentane Hormonsituation und Faktoren der Außenwelt teilhaben, z. B. die Regelblutung der Frau, Streßsituationen, Aufregungen, Schlaflosigkeit usw.

Äußere Einflüsse wirken auf den Erfolg

Daher kann man nicht zurückhaltend genug mit der Beurteilung der Abnahme der Kropfgröße sein. Hinzu kommt, daß durch die Ausschaltung des TSH-Reizes aus der Hypophyse die Schilddrüse am Anfang der Behandlung durch Speicherung von Kolloid eher sogar etwas derber und damit zunächst scheinbar größer werden kann.

Die z. T. noch üblichen Verfahren der Erfolgsbeurteilung – Abtasten der Schilddrüse, Messen des Halsumfanges, Auswertung der nur zweidimensionalen szintigraphischen Abbildung der Schilddrüse – sind relativ ungenau. Die heute einfache Bestimmung der Kropfgröße mit Hilfe der Ultraschalluntersuchung erreicht dagegen eine hohe Genauigkeit (s. S. 92).

Wie bei der Diagnose des Kropfes gilt auch bei der Behandlungskontrolle, daß der Arzt bei jüngeren Patienten mit Kröpfen ohne Knoten mit wenigen Untersuchungsverfahren auskommt, evtl. nur mit einer körperlichen Untersuchung. Bei älteren Patienten sind dagegen häufigere Kontrollen einschließlich Blutuntersuchungen, Ultraschall und/oder Szintigraphie je nach Verlauf erforderlich.

Die Behandlung des Kropfes mit Schilddrüsenhormon kann nur sehr selten falsch oder von Nachteil sein. Allenfalls ist sie manchmal erfolglos. Dann sind andere Ursachen als der Jodmangel, z. B. kropfbildende Antikörper, Medikamente u. a. für die Kropfentstehung verantwortlich zu machen.

Schilddrüsenoperationen

Wenn nach mindestens 2- bis 3jähriger konsequenter Behandlung mit Schilddrüsenhormon keine eindeutige Rückbildung eines Kropfes nachzuweisen ist, muß der Behandlungsplan überprüft und bei lokalen Beschwerden evtl. eine Operation in Erwägung gezogen werden.

Von vornherein wenig aussichtsreich ist die alleinige Behandlung mit Schilddrüsenhormon bei Patienten mit großen Kröpfen und Zeichen einer Einschränkung der Atmung oder Blutzirkulation durch Druck auf die Luftröhre oder Halsgefäße, aber auch durch Einengung der Speiseröhre.

In diesen Fällen sollte von einer Langzeitbehandlung mit Schilddrüsenhormon Abstand genommen werden, da hierdurch die Operation nur auf einen späteren Zeitpunkt verschoben würde. Vor einer Schilddrüsenoperation kann jedoch eine Behandlung mit Schilddrüsenhormon hilfreich sein, um den Kropf „ruhigzustellen" und damit weniger blutreich zu machen.

Drei Gründe für Operationen Man unterscheidet eine mechanisch begründete Operation und eine vorbeugende Operation bei Nachweis auffälliger Schilddrüsenknoten. Schließlich stellen die durch die Langzeitbehandlung mit Schilddrüsenhormon nicht beeinflußbaren Schilddrüsenvergrößerungen einen Grund für eine Schilddrüsenoperation dar.

Gewissenhafte Auswahl der Patienten, moderne Verfahren der Narkose und exakte Operationstechnik haben die Komplikationen bei Schilddrüsenoperationen auf ein vertretbares Maß reduziert. Schilddrüsenoperationen sind nicht gefährlich. Es handelt sich in unkomplizierten Fällen um eine einfache Operation mit geringem Risiko. In den ersten Tagen können gewisse Beschwerden im Halsbereich, vor allem Schluckbeschwerden, bestehen.

Trotzdem sind Komplikationen auch heute noch nicht völlig vermeidbar: Unmittelbar im Zusammenhang mit dem operativen Eingriff sind Nachblutungen und Wundinfektionen möglich.

Nach einer Schilddrüsenoperation muß man 5–10 Tage im Krankenhaus bleiben. Man braucht danach 2–3 Wochen zur Erholung von dem Eingriff. 5–6 Tage nach der Operation kann man wieder aus dem Haus gehen und Treppen steigen. Nach 10 Tagen etwa kann man baden und nach 3–4 Wochen wieder zur Arbeit gehen.

Die Operationsnarbe ist nicht sehr auffällig, da sich der Chirurg immer bemüht, den Hautschnitt in eine der natürlichen Hautfalten des Halses zu legen, so daß die Narbe nach ein bis zwei Jahren oft kaum noch sichtbar ist. In der ersten Zeit nach der Schilddrüsenoperation werden noch leichte Beschwerden im Narbenbereich verspürt, z. B. bei Anheben bzw. Wenden des Kopfes. Diese Beschwerden bessern sich im allgemeinen rasch.

Bei den heute üblichen Operationsverfahren ist unter hundert Eingriffen in ein bis zwei Fällen mit der Schädigung eines Stimmbandnervs zu rechnen. Die einseitige Lähmung eines Stimmbandnervs macht sich meistens in Form von belegter Stimme oder veränderter Stimmlage bemerkbar. Im Verlauf eines halben Jahres nach der Operation bildet sich ein Drittel der Lähmungen der Stimmbandnerven zurück, weil der Nerv nicht durchtrennt, sondern nur vorübergehend in seiner Funktion beeinträchtigt wurde. In einem weiteren Drittel der Fälle kommt es zu einer guten Kompensation des Stimmbandausfalls durch das gegenüberliegende Stimmband. Eine beiderseitige Lähmung der Stimmbandnerven kommt außerordentlich selten vor. Die damit verbundene Atembehinderung kann dann jedoch erheblich sein.

Was bei Operationen passieren kann

Versehentlich können eine oder mehrere der vier neben der Schilddrüse liegenden Nebenschilddrüsen, pfefferkorngroße Drüsenkörper, mitentfernt werden. Die Nebenschilddrüsen regulieren den Kalzium- und Phosphatstoffwechsel des Körpers. Infolge einer Unterfunktion der Nebenschilddrüsen sinkt die Produktion des Parathormons. Das Parathormon hält die Konzentration von Kalzium und Phosphat im Blut normalerweise auf gleicher Höhe.

Durch eine Schädigung der Nebenschilddrüsen fällt der Kalziumspiegel im Blut ab. Es kommt zur sog. Tetanie, die sich durch Kribbeln und „Ameisenlaufen", vor allem in den Händen und an den Füßen ankündigt. Die manchmal auftretenden Muskelkrämpfe sind schmerzhaft. Bestimmte Muskeln ziehen sich langdauernd und krampfhaft zusammen. Charakteristisch für die Tetanie sind die „Pfötchenstellung" der Hände, Wadenkrämpfe und das Zusammenziehen der Lippenmuskeln zum vorgestülpten „Karpfenmaul". Die Einspritzung eines Kalziumpräparates in die Blutbahn beendet den unangenehmen Anfall sofort. Die Bereitschaft zu tetanischen Anfällen, die „latente" Tetanie, kann durch Gabe von Kalziumtabletten beherrscht werden.

Die nach einer Schilddrüsenoperation auftretenden Tetanien sind im allgemeinen nur vorübergehend. Sie kommen bei jedem einhundertsten Patienten nach einer Schilddrüsenoperation vor. Die übriggebliebenen Nebenschilddrüsen übernehmen jedoch meist die Funktion der durch Operation mitentfernten Nebenschilddrüsen, so daß sich die Störung des Kalziumstoffwechsels ausgleicht.

Die Operation der Schilddrüse bietet leider keine Garantie dafür, daß der Patient bis an das Lebensende von seinem Kropf befreit ist. Es gibt nämlich kein chirurgisch behandeltes Leiden, das – auch wenn es gutartiger Natur ist – so häufig nach einer Operation wiederkehrt wie der Jodmangelkropf.

Durch die Operationstechnik ist die Möglichkeit einer erneuten Kropfentwicklung oder die sich meist erst über Jahre allmählich entwickelnde Unterfunktion der Schilddrüse kaum regulierbar. Denn die Ursachen, die zum Anpassungswachstum der Schilddrüse, also zum Kropf, geführt haben, wirken im allgemeinen ja weiterhin auf den Patienten ein.

Die Operation des Kropfes kann weder den Jodmangel beheben noch die erschwerte Hormonsynthese in der Schilddrüse normalisieren. Deshalb sind nach einer Schilddrüsenoperation für alle Patienten regelmäßige Nachuntersuchungen unerläßlich.

Wie in der Regel das erste Wachstum eines Kropfes phasenhaft verläuft, so unterliegt auch das erneute Kropfwachstum nach einer Operation neben dauerhaft wirksamen äußeren Einflüssen den begünstigenden Voraussetzungen des altersgebundenen Lebensrhythmus. Dies bedeutet, daß erneutes Kropfwachstum vor allem in der Pubertät, in der Schwangerschaft oder in den Wechseljahren auftritt.

Trotz Operation Vorsorge weiter wichtig

Die Wahrscheinlichkeit, daß sich eine Schilddrüse nach der Operation wieder vergrößert, liegt bei etwa 30%. Die vorsorgliche Gabe von Schilddrüsenhormon nach einer Schilddrüsenoperation ist daher inzwischen ein Standardverfahren geworden. Wie bei der medikamentösen Behandlung des Kropfes wird nach einer Kropfoperation Schilddrüsenhormon in Form von Tabletten (im allgemeinen 100 Mikrogramm Levo-Thyroxin täglich) gegeben. Dadurch wird die Restschilddrüse von der Hormonproduktion entlastet und ein erneutes Kropfwachstum verhindert.

Eine Behandlung mit Schilddrüsenhormon-Tabletten ist nach einer Operation besonders dann wichtig, wenn ein Patient nach dem Eingriff mit Medikamenten, die zusätzlich einen hemmenden Ein-

fluß auf die Schilddrüse haben, behandelt wird, z. B. mit verschiedenen butazonhaltigen Rheumamitteln.
In jedem Fall ist es von großer Wichtigkeit, daß Patienten nach einer Schilddrüsenoperation die von ihrem Arzt angesetzten Kontrolluntersuchungen regelmäßig wahrnehmen. Zunächst ist 6–8 Wochen nach einer Operation eine Untersuchung zur Einstellung mit der individuell erforderlichen Dosis an Schilddrüsenhormon erforderlich. Später sind jährliche Kontrollen – und bei fehlendem Nachwachsen des Kropfes – in immer größeren Abständen Kontrollen angezeigt.

Kontrolluntersuchung regelmäßig wahrnehmen

Darüber hinaus kommt es sehr darauf an, daß Patienten nach einer Schilddrüsenoperation selbst auch Verantwortung für die Verlaufskontrolle übernehmen, z. B. durch eine regelmäßige, einfache Messung des Halsumfangs und Abtasten des Halsbereiches, um frühzeitig selbst festzustellen, ob sich erneut eine Schilddrüsenvergrößerung bzw. ein Schilddrüsenknoten entwickelt.
Bei dem geringsten Verdacht in dieser Richtung sollte man unverzüglich einen Arzt aufsuchen.
In Zeiten hormoneller Umstellung, wie in der Pubertät, in der Schwangerschaft, während der Stillperiode oder in den Wechseljahren, ist das Risiko eines erneuten Kropfwachstums besonders groß. Hier sollten Patienten besonders sorgfältig ihren Halsbereich kontrollieren bzw. den Arzt konsultieren. Bei Eintritt einer Schwangerschaft sollten sich die Patientinnen auch außerhalb der vereinbarten routinemäßigen Schilddrüsenkontrollen vom Arzt untersuchen lassen.
Bildet sich trotz einer konsequenten Nachbehandlung mit Schilddrüsenhormon-Tabletten erneut ein Kropf, kann zunächst mit einer höheren Dosis von Schilddrüsenhormonen eine Rückbildung des Kropfes versucht werden. Wegen des bei Zweitoperationen größeren Risikos kann alternativ bei älteren Patienten eine Radiojod-Verkleinerungstherapie des Kropfes in Erwägung gezogen werden.

Radiojodbehandlung

Bei nach Operationen wieder nachgewachsenen Kröpfen oder bei von vornherein zu großem Operationsrisiko wird die Behandlung mit radioaktivem Jod eingesetzt. Bei Patienten jenseits des fortpflanzungsfähigen Alters, d. h. z. B. bei Patienten, die älter als 40 Jahre sind, ergeben sich praktisch ähnliche Indikationen für eine

38 Schilddrüsenkrankheiten

In der Klinik fast wie ein Gesunder

Radiojodbehandlung wie für die operative Behandlung. Ausnahmen stellen Knoten dar, die verdächtig auf einen Schilddrüsenkrebs sind und die unbedingt operiert werden sollten.

Voraussetzung für eine erfolgreiche Behandlung eines Kropfes mit Radiojod ist eine ausreichende und gleichmäßige Aufnahme des radioaktiven Medikamentes innerhalb der Schilddrüse. Ein entsprechender Test mit einer Spurendosis radioaktiven Jods kann die hierfür notwendigen Informationen geben.

Die Radiojodbehandlung selbst ist aufgrund der Strahlenschutzverordnung nur in speziell eingerichteten nuklearmedizinischen Therapieeinheiten während eines ein- bis dreiwöchigen stationären Aufenthaltes möglich. Die stationäre Unterbringung der Patienten trägt der Tatsache Rechnung, daß die Patienten das nicht von der Schilddrüse aufgenommene radioaktive Jod rasch über den Harn ausscheiden und daß die radioaktiven Abwässer aufgefangen werden müssen.

Außerdem ist die Isolierung der mit radioaktivem Jod behandelten Patienten zum Schutz der Umwelt so lange erforderlich, bis die Radioaktivität in der Schilddrüse des behandelten Patienten auf einen bestimmten vorgeschriebenen Wert abgefallen ist.

Das radioaktive Jod wird für jeden Patienten individuell dosiert. Dazu wird die erforderliche Menge nach Größe des Kropfes und aufgrund eines Vortestes, der Auskunft über die Höhe der Anreicherung in der Schilddrüse gibt, errechnet.

Das Radiojod wird als ein- oder zweimalige Dosis zu Beginn des stationären Aufenthaltes entweder in Wasser verdünnt getrunken oder in Form einer Kapsel geschluckt. Die Radioaktivität kann man nicht „schmecken" und auch die von dem radioaktiven Jod ausgehenden Strahlen werden vom Patienten nicht empfunden.

Das Radiojod reichert sich in den Schilddrüsenzellen an und „zerstrahlt" einen Teil dieser Zellen, die hierdurch nach und nach zugrunde gehen. Es entstehen innerhalb des Kropfes viele kleine narbige Bezirke. Die Schilddrüse schrumpft allmählich während eines Zeitraumes von 3 bis 6 Monaten nach der stationären Behandlung.

Während des stationären Aufenthaltes wird regelmäßig die Menge des in der Schilddrüse angereicherten radioaktiven Jods mit einem entsprechenden Instrument gemessen. Da Pflegepersonal und Ärzte diese Behandlungen häufig durchführen, halten sie sich zu ihrem eigenen Schutz immer nur kurz und in größerem Abstand bei den Patienten auf. Für die Patienten selbst ist die radioaktive Strahlung innerhalb der Schilddrüse, die ja behandelt werden soll, hoch. Im übrigen Körper ist sie aufgrund der raschen Ausscheidung des nicht in der Schilddrüse aufgenommenen radioaktiven Jods mit dem Urin niedrig, vor allem auch im Bereich der Keimdrüsen. Hier werden Strahlenbelastungen gemessen, die etwa in der gleichen Größenordnung liegen wie diejenigen, die man bei einer Röntgenuntersuchung des Magen-Darm-Kanals oder der Nieren ohne jede Schädigung in Kauf nimmt.

Da sich die Patienten, abgesehen von einem gelegentlichen Anschwellen des Kropfes als erster Reaktion auf das radioaktive Jod, gesund fühlen, ist während der aus Strahlenschutzgründen vorgeschriebenen Isolierung in den speziellen nuklearmedizinischen Behandlungseinheiten im allgemeinen keine strenge Bettruhe erforderlich. In diesen Spezialabteilungen werden die Patienten eingehend über den Ablauf der Behandlung informiert.

Das Schrumpfen des Kropfes aufgrund der Einwirkung der radioaktiven Strahlen erstreckt sich nach der Entlassung oft noch über Monate. Der Erfolg und eine Verminderung der Beschwerden wie Luftnot, Druckgefühl und Atembeschwerden stellen sich daher erst allmählich ein.

Die durch den Kropf hervorgerufenen mechanischen Beschwerden können in 70–80 der Fälle durch die Radiojodbehandlung wesentlich gebessert werden. Gelegentlich muß eine Radiojodbehandlung wiederholt werden, wenn der gewünschte Erfolg nach der ersten Behandlung nicht vollständig eingetreten ist. Im Gegensatz zur Operation sind die kosmetischen Ergebnisse einer Radiojodbehandlung eines Kropfes jedoch nicht sehr befriedigend. Der Kropf bleibt auch nach einer Radiojodbehandlung im allgemeinen sichtbar.

Gute Besserung – doch der Kropf bleibt sichtbar

Nach einer Radiojodbehandlung ist wie nach Schilddrüsenoperationen die Gabe von Schilddrüsenhormon in Tablettenform zur Unterstützung der durch die Strahlen verkleinerten und in ihrer Funktion eingeschränkten Schilddrüse sowie zur Unterdrückung der TSH-Aktivität erforderlich. Diese Therapie sollte etwa eine Woche nach der Radiojodbehandlung mit täglich einer Tablette Levo-Thyroxin (mit 100 Mikrogramm T_4) beginnen und dann möglichst lebenslang konsequent durchgeführt werden.

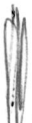 In jedem Fall ist auch nach einer Radiojodbehandlung eine sorgfältige Überwachung von Schilddrüsengröße und Schilddrüsenfunktion durch regelmäßige ärztliche Untersuchungen erforderlich.

Vorbeugende Maßnahmen

Es gibt nichts Überflüssigeres als den Kropf – der Volksmund weiß das schon seit langem. Denn Kröpfe lassen sich durch Vorbeugungsmaßnahmen verhindern.

In vielen Fällen würde die Notwendigkeit einer langwierigen und langfristigen Behandlung eines Kropfes oder die Operation bzw. Radiojodbehandlung eines Kropfes also gar nicht entstehen, wenn rechtzeitig einsetzende Maßnahmen seine Entwicklung verhindert hätten.

Kropfvorsorge: einfach, billig, wirksam

Nachdem wir wissen, daß Jodmangel eine wichtige, wenn nicht gar die wichtigste Ursache eines Kropfes ist, sollte die vorbeugende Ergänzung des in der Nahrung und im Trinkwasser fehlenden Jods selbstverständlich sein, vor allem in Gegenden mit ausgeprägter Kropfhäufigkeit.

Der Jodmangelkropf mit allen seinen Risiken ist eine vermeidbare Krankheit. Jeder kann den Jodmangel in seiner Nahrung ganz einfach und billig beseitigen, wenn er anstelle des herkömmlichen Kochsalzes jodiertes Speisesalz verwendet.

Die Weltgesundheitsorganisation empfiehlt eine tägliche Jodaufnahme von 150–200 Mikrogramm Jod. Da in der Bundesrepublik Deutschland von Erwachsenen tatsächlich nur durchschnittlich 30 bis 70 Mikrogramm Jod pro Tag aufgenommen werden, bei Schulkindern, die Jod für Wachstum und Reifung besonders nötig haben, sogar nur 15–40 Mikrogramm, beträgt der mittlere Jodmangel in der Bundesrepublik ungefähr 100–150 Mikrogramm Jod pro Tag.

Im Ernährungsbericht der Bundesregierung wurde 1984 die Verwendung von jodiertem Speisesalz empfohlen.

Nach der letzten Fassung der Diätverordnung vom 7. Juli 1981 darf ein Kilogramm jodiertes Kochsalz 15–25 Milligramm Jod enthalten. Ein Gramm Jodsalz enthält also 15–25 Mikrogramm (= 0,015 bis 0,025 Milligramm) Jod.

Gesundheitsrezept für jedermann: Jodsalz

Nach der neuen Diätverordnung gilt das jodierte Speisesalz als „geeignet zur Verhütung und Behandlung von Jodmangel".

Dies bedeutet, daß mit nur 5 g jodiertem Speisesalz pro Tag jeder das tägliche Defizit von 100—150 Mikrogramm Jod, das in unserem Lande besteht, ausgleichen kann. Diese 5 g Jodsalz – das ist etwa ein gestrichener Teelöffel voll – sollte man allerdings nicht noch zusätzlich zu der bisherigen Gewohnheit ins Essen salzen. Weil ein Übermaß an Salz nicht gut für die Gesundheit ist und den Blutdruck in die Höhe treiben kann, sollte man zur Kropfverhütung nicht mehr, sondern anders salzen. In der Küche und bei Tisch sollte nur noch jodiertes Speisesalz verwendet wrden. Jodsalz schmeckt wie herkömmliches Kochsalz.

Jodsalz ist eher ein Mittel zur Vorbeugung und kein Mittel zur ausschließlichen Behandlung eines bereits bestehenden Kropfes. Bei rechtzeitiger Anwendung, möglichst von Kindheit an, verhütet Jodsalz die Entstehung eines Jodmangelkropfes und schaltet von vornherein die damit verbundenen Gesundheitsrisiken aus.

Das in der Bundesrepublik gültige Lebensmittelrecht ermöglicht allerdings z. Z. nur die Herstellung von jodierten Speisesalzen zur Benützung auf freiwilliger Basis. Das bei der Lebensmittelzubereitung verwendete Salz ist dagegen nicht mit Jod versetzt. Für das Vorbeugen gegen den Kropf ist es also entscheidend, daß jeder die Zusammenhänge zwischen Jodmangel in der Nahrung und der unnötigen Häufigkeit des Kropfes versteht. Alle gesundheitsbewußten Hausfrauen in der Bundesrepublik sollten die zu Hause zubereiteten Speisen ausschließlich mit Jodsalz würzen.

Jodsalz ist besonders wichtig in der Nahrung von Kindern und jüngeren Erwachsenen bis zum 40. Lebensjahr, vor allem für Schwangere und stillende Mütter. Wenn diese Bevölkerungsgruppe vollständig und regelmäßig jodiertes Salz benutzt, wird die Kropfhäufigkeit auch in unserem Land entscheidend zurückgehen. In einer jungen Familie, die jodiertes Speisesalz verwendet, können allerdings auch ältere Familienmitglieder ohne Bedenken mit jodiertem Speisesalz gewürzte Speisen essen.

Der Erfolg der Jodprophylaxe ist weltweit belegt. In allen Kontinenten der Erde haben viele Staaten erfolgreiche Programme zur Vorbeugung und Bekämpfung des endemischen Kropfes realisiert. Bei allen Programmen hat sich das jodierte Speisesalz als Vorbeugungsmittel gegen den Jodmangelkropf am besten bewährt, da es in immer gleicher Menge von der Bevölkerung verwendet wird. Jodiertes Speisesalz stellt ein ideales Transportmittel für die zusätzliche Zufuhr des in der Nahrung und im Trinkwasser fehlenden Jods dar.

Überträgt man die weltweit positiven Erfahrungen der Jodprophylaxe auf die Verhältnisse in der Bundesrepublik Deutschland, kann durch die Verwendung jodierten Kochsalzes eine Reduktion der Kropfhäufigkeit von derzeit im Mittel 15% (Abb. 1) auf eine Rate von etwa 3% Restkröpfen, für die andere kropfbildende Faktoren als Jodmangel angenommen werden müssen, erreicht werden – also eine Reduktion der Kropfhäufigkeit auf etwa 1/5!

Dieses Ziel ist allerdings erst langfristig zu erreichen, da lediglich die Entstehung eines Jodmangelkropfes durch eine Verbesserung der Jodversorgung in der Nahrung verhütet werden kann, während ein vorhandener Jodmangelkropf durch Jod allein bei Erwachsenen meist nicht mehr beseitigt wird.

Die Gesundheitsvorsorge durch Verwendung von jodiertem Speisesalz ist einfach, billig und hochwirksam. Die Jodierung des Speisesalzes kann als eine der erfolgreichsten und billigsten aller je getroffenen vorbeugenden Maßnahmen angesehen werden.

In Nachbarländern sind die Kröpfe rar geworden

In Österreich beispielsweise wurde 1961 noch bei 30% der Schulkinder ein Kropf festgestellt. 1963 wurde generelle Jodierung des Kochsalzes gesetzlich verankert. Dadurch waren schon 1964 bei österreichischen Schülern Kröpfe eine Rarität geworden. Nur noch 3% der Schulkinder hatten eine tastbare und weniger als 1% eine noch sichtbare Schilddrüsenvergrößerung.

Kröpfe sind wirklich überflüssig

Durch eine konsequente Jodprophylaxe würde auch bei uns in den nächsten Generationen die Entwicklung eines Kropfes in einem hohen Prozentsatz vermieden werden können. Die Verwendung von jodiertem Speisesalz anstelle des herkömmlichen Kochsalzes vermag somit eine „unnötige" Erkrankung, den Kropf, weitgehend zu beseitigen.

Jodsalz ist für niemanden schädlich, auch nicht bei Jodallergie. In nur ganz wenigen Fällen kann der im allgemeinen bei weitem überwiegende Nutzen der Jodsalzprophylaxe für das Kropfproblem ein sehr begrenztes Risiko für einzelne Kranke mit sich bringen, bei denen eine latente (= verborgene) Schilddrüsenüberfunktion besteht, die durch das erhöhte Jodangebot manifest wird (s. S. 46). Dieses minimale Risiko – eigentlich wird nur zum Vorteil des Patienten die Entwicklung einer ohnehin latent vorhandenen Überfunktion durch die Jodgabe vorverlegt – stellt den sehr geringen

Preis für die Verminderung der Kropfhäufigkeit und das weitgehende Verschwinden von Folgekrankheiten des Jodmangelkropfes dar. Jeder sollte die Möglichkeit zur Kropfverhütung nutzen, um sich ein lebenslanges Leiden zu ersparen. Würde jeder Bundesbürger täglich etwa 5 g jodiertes Salz zu sich nehmen, dann könnte die Zahl der Kropfkranken in Zukunft von heute schätzungsweise 10 Millionen rasch auf 1–2 Millionen in der Bundesrepublik gesenkt werden. Abgesehen von den menschlichen Leiden würden somit auch Unsummen an Behandlungskosten erspart bleiben. Bis zu 700 Millionen DM müssen die Krankenkassen bei uns jährlich für Schilddrüsenkranke bezahlen. Außerdem entfielen über 500 000 Krankheitstage für Schilddrüsenkranke.

Richtig salzen erspart viel Leid und hohe Kosten

Es wäre daher wünschenswert, daß auch in der Bundesrepublik Deutschland wie in unseren Nachbarländern Österreich und der Schweiz das gesamte Speisesalz generell jodiert wird.

Es ist nicht zu verstehen, warum die Möglichkeit, mit einer einfachen, kaum Kosten verursachenden Maßnahme, die Kropfhäufigkeit der Bevölkerung so entscheidend herabzudrücken, von Politikern nicht wahrgenommen wird. Einwände gegen die Vorbeugung des Kropfes durch Verwendung von Jodsalz sind aufgrund des heutigen Wissenstandes nicht mehr haltbar. Die Lösung dieses Problems stellt eine wichtige Aufgabe der Vorsorgemedizin dar.

So lange die Jodsalzprophylaxe in der Bundesrepublik jedoch noch nicht gesetzlich eingeführt ist, ist jeder aufgerufen, zur Selbsthilfe zu greifen. Es kann ein folgenschwerer Irrtum sein, sich nur auf eine vernünftige Zusammensetzung des Essens zu verlassen. Der Natur muß hier tatsächlich auf die Sprünge geholfen werden. Jodsalz beim Kochen und bei der Zubereitung von Speisen wie auch als Zusatz bei der Zubereitung von Speisen und auch als Zusatz bei Tisch korrigiert die Natur und liefert das, was in der Nahrung fehlt. Der Genuß von Jodsalz ist von großem Nutzen für Gesundheit und Leistungsfähigkeit, ohne daß Nachteile zu befürchten sind.

Selbsthilfe korrigiert Nachteil der Natur

Leider machen immer noch zu wenige Menschen von der Jodsalzprophylaxe Gebrauch. Dies ist darauf zurückzuführen, daß etwa 70% der Bevölkerung sich mit der Möglichkeit des Kaufs von jodiertem Speisesalz nicht befaßt haben.

Japanern und Amerikanern ist ein Kropf fast unbekannt. In Amerika z. B. wird seit über zwanzig Jahren Kaliumjodat in den Brotteig gemischt – erfolgreich: die Zahl der Kropfbildungen ist dort auf

wenige Prozent gesunken. Amerikanische Ärzte sprechen beim Kropf von einer „völlig überflüssigen Erkrankung".
Eine Alternative zur Jodsalzprophylaxe ist die regelmäßige Einnahme eines Jodpräparates. Diese Methode ist individuell anwendbar und hat den Vorteil, daß sie durch den behandelnden Arzt direkt kontrolliert werden kann. Hierfür stehen Jodidtabletten mit 100 Mikrogramm pro Tablette zur Verfügung. Durch die regelmäßige Einnahme von ein bis zwei Tabletten wird eine ausreichende und meßbare Zufuhr von Jod gewährleistet und der für die Entwicklung des Kropfes bedeutsame Jodmangel ausgeglichen.

In der Schwangerschaft dem Kind zuliebe: Jodid-Tabletten

Auch sollten alle Schwangeren vorbeugend Jod in einer Dosis von 150 Mikrogramm täglich erhalten, da die Schilddrüse in der Schwangerschaft vermehrt Jod benötigt und durch Jodgabe die Entwicklung eines Kropfes beim Neugeborenen verhindert werden kann.

Schilddrüsenüberfunktion

Eine Überfunktion der Schilddrüse führt zu einem Überschuß an Schilddrüsenhormonen im Körper.
Man muß zwei Formen der Überfunktion unterscheiden. Die eine beruht darauf, daß bei vergrößerter Schilddrüse, in der sich ein oder mehrere Knoten gebildet haben, in diesen Knoten vermehrt Hormone produziert werden. Diese Form der Überfunktion soll zuerst besprochen werden.

Schilddrüsenautonomie

Das bereits in der normalen Schilddrüse zu beobachtende Nebeneinander von aktiven und ruhenden Follikeln findet sich in besonderem Maße in allen Stadien des Jodmangelkropfes. Wenn die Freisetzung von Schilddrüsenhormon aus einzelnen Follikeln ohne Beziehung zum Hormonbedarf des Körpers erfolgt, liegt eine sog. Autonomie (= Selbständigkeit) eines Teils der Schilddrüse vor. Autonomes Schilddrüsengewebe entwickelt sich als Fehlanpassung

Schilddrüsenüberfunktion

an den Jodmangel, wahrscheinlich infolge der über lange Zeit erfolgten Stimulation durch das übergeordnete Hormon TSH der Hirnanhangdrüse. Es bilden sich im Laufe der Zeit immer mehr neue Follikel, auch wenn der ursprüngliche Wachstumsreiz nicht mehr vorliegt. Das gewucherte, neugebildete Kropfgewebe nimmt häufig knotige Beschaffenheit an und geht z. T. zugrunde. Neben solchen funktionslosen, im Szintigramm „kalten" Knoten, finden sich Follikel, die eine hohe Hormonproduktion zum Ausgleich des Hormonmangels beibehalten.

Man nennt sie „heiße" Follikel. Wird die Zahl dieser heißen Follikel groß genug, so entwickelt sich im Laufe von Jahren langsam eine Schilddrüsenüberfunktion. Diese „leise" Überfunktion der Schilddrüse des oft knotigen Kropfes steht im Gegensatz zur stürmischen Schilddrüsenüberfunktion, der Basedowschen Krankheit (s. S. 51). Die heißen Follikelgruppen produzieren bevorzugt das jodärmere und stoffwechselaktivere der beiden Schilddrüsenhormone, das T_3, zum Ausgleich des Jodmangels. Schilddrüsenautonomie bedeutet, daß diese Hormonproduktion nicht mehr bedarfsgerecht, sondern unabhängig vom Bedarf erfolgt. Sie ist damit unabhängig von der Regulation durch das TSH der Hirnanhangdrüse.

Bei „heißen Follikeln" flieht der Schlaf

Diese häufig in Jodmangelkröpfen nachweisbaren autonomen Gewebsbezirke führen im Anfangsstadium deshalb nicht zum Hormonüberschuß, weil einerseits nur geringe Mengen autonomen Gewebes vorhanden sind, andererseits vom autonomen Gewebe aufgrund des Jodmangels in der Nahrung das Jod zur gesteigerten Hormonsynthese fehlt. Man spricht von kompensierten autonomen Adenomen (Abb. 14), die oft gar nicht oder erst bei einer aus anderem Grund durchgeführten Schilddrüsenuntersuchung entdeckt werden.

Autonomes Schilddrüsengewebe findet sich vor allem bei älteren Patienten mit Knotenstrumen, da bei Fortbestand des Jodmangels in der Nahrung die Kröpfe der Patienten mit zunehmendem Alter nicht nur größer und knotiger werden, sondern auch der Anteil an autonomem Gewebe zum Ausgleich des Hormonmangels in den Knoten zunimmt.

Bei plötzlicher Steigerung des Jodangebots kann es bei Patienten, deren Schilddrüsen größere Anteile solchen autonomen Gewebes enthalten, zu einer Schilddrüsenüberfunktion kommen. Die Entgleisung des Stoffwechsels erfolgt erst durch sehr hohe Joddosen.

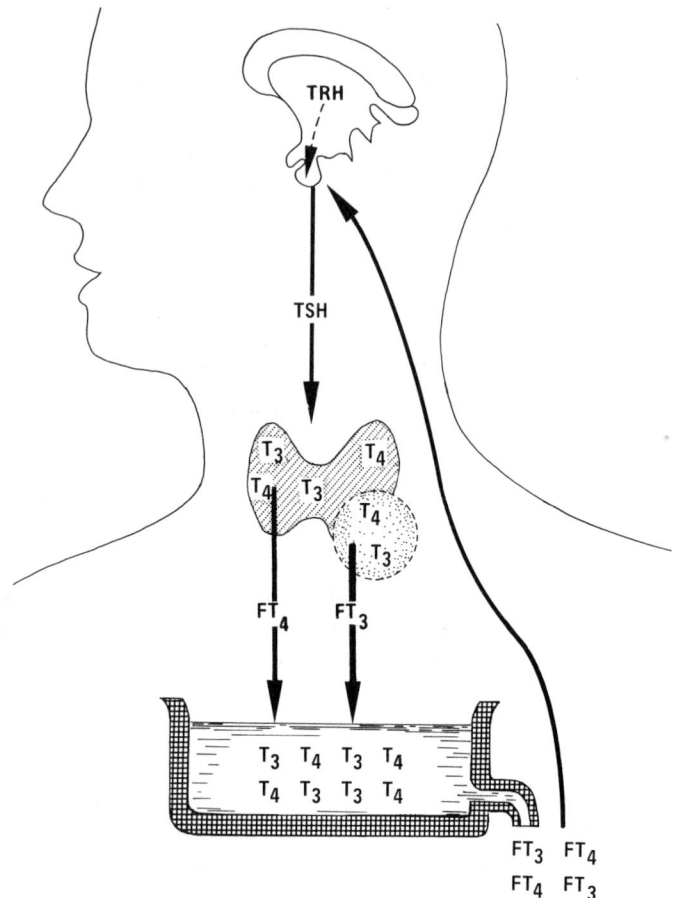

Abb. 14   „Kompensiertes" autonomes Adenom der Schilddrüse

Man spricht von dekompensierten autonomen Adenomen (Abb. 15). Durch die vorbeugende Verabreichung von Jodid in Mikrogramm-Mengen, z. B. im Rahmen der Jodprophylaxe, wird dagegen eine Schilddrüsenüberfunktion bei vorhandener Schilddrüsenautonomie fast nie ausgelöst.

Die Schilddrüsenautonomie ist eine Folgekrankheit des lange bestehenden Jodmangels. Sie sollte nicht dem einfachen Kropf zugeordnet werden, da dieser mit einer ausgeglichenen Stoffwechsellage

Schilddrüsenüberfunktion 47

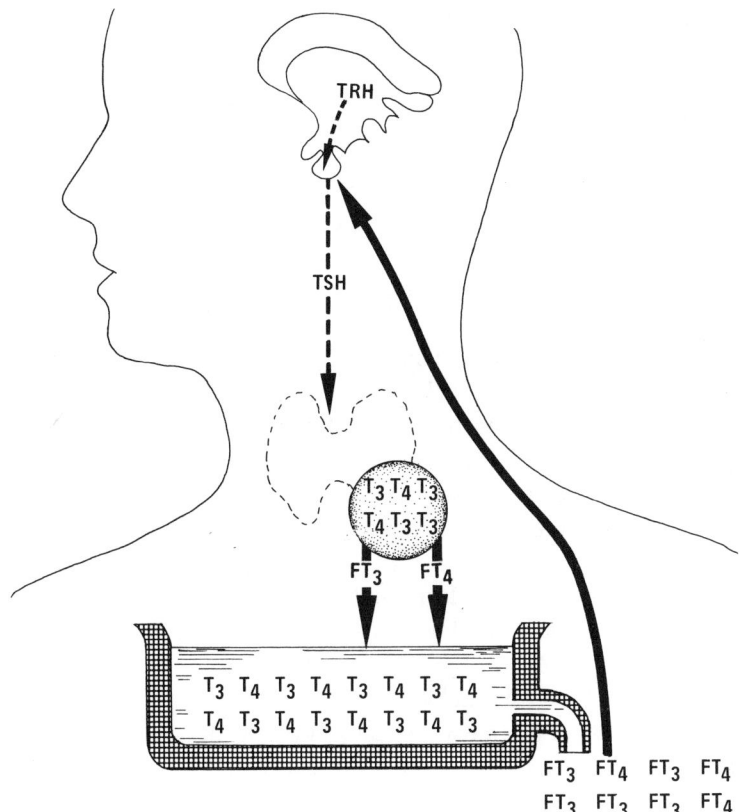

Abb. 15 „Dekompensiertes" autonomes Adenom der Schilddrüse

einhergeht. Patienten mit Schilddrüsenautonomie leben mit dem Risiko, eine Schilddrüsenüberfunktion zu bekommen. Sie kommen verständlicherweise nicht für eine Behandlung mit Schilddrüsenhormonen in Frage.

In Kropfgebieten sind Autonomien der Schilddrüse in bis zur Hälfte der Fälle Ursache einer Schilddrüsenfunktion. Aufgrund der verschiedenen Stadien der Schilddrüsenautonomie kann dabei das Bild der Schilddrüsenüberfunktion sehr bunt sein.

Symptome der Schilddrüsenüberfunktion beim autonomen Adenom

Der Verdacht auf eine Schilddrüsenautonomie mit Schilddrüsenüberfunktion entsteht, wenn im Zusammenhang mit einer Jodbelastung Zeichen einer Schilddrüsenüberfunktion bei einem Patienten mit Kropf auftreten. Im Gegensatz zur klassischen Basedowschen Erkrankung finden sich oft nur einzelne Zeichen der Schilddrüsenüberfunktion, z. B. rascher Puls, Gewichtsverlust, Wärmeempfindlichkeit, Schlaflosigkeit.

Wenn bei älteren Patienten solche Symptome auftreten, wird der Arzt gezielt nach Untersuchungen mit jodhaltigen Röntgenkontrastmitteln fragen, ebenso wie nach den vielfältigen Möglichkeiten der Jodzufuhr durch Medikamente. Nicht selten bestehen auch Zusammenhänge mit Urlaubsreisen in Länder mit hoher Jodzufuhr durch die Nahrung, z. B. die Vereinigten Staaten, Kanada und andere.

Diese Ursache einer Schilddrüsenüberfunktion wurde erstmals Anfang dieses Jahrhunderts beschrieben und als „Jod-Basedow" bezeichnet, der aber nichts mit der eigentlichen Basedowschen Krankheit (s. S. 51) zu tun hat.

Mit Tumorsuche oft auf falscher Fährte

Die häufig symptomarme Verlaufsform der Schilddrüsenüberfunktion bei alten Menschen, bedingt durch eine Schilddrüsenautonomie, zeigt im Vergleich zu jüngeren Patienten uncharakteristische Symptome, wie Gewichtsverlust, allgemeine Hinfälligkeit, vermehrtes Herzklopfen, Minderung des Appetits, Antriebsarmut oder Depressionen, also vorwiegend Symptome, die im Alter ohnehin häufig sind und auch anderen Erkrankungen zugeordnet werden können.

Wenn ältere Patienten über solche Beschwerden klagen, wird häufig zunächst intensiv nach einem bösartigen Tumor gefahndet, bevor als Ursache des unklaren Gewichtsverlustes endlich eine Überfunktion der Schilddrüse gefunden wird. Auch ein unregelmäßiger und rascher Puls kann seine Ursache in einer Schilddrüsenautonomie haben. Der autonome Knoten der Schilddrüse ist also ein „großer Schauspieler", der oft andere Krankheiten vortäuscht.

Diagnose der Schilddrüsenautonomie

Leitsymptom ist der meist tastbare, schon länger bestehende Kropfknoten. Im Ultraschallbild der Schilddrüse grenzt sich dieser Kropfknoten deutlich vom umliegenden, nicht der Autonomie unterliegenden Schilddrüsengewebe ab.
Um solche Knoten innerhalb der Schilddrüse gegenüber einem bösartigen Schilddrüsentumor abgrenzen zu können, ist neben dem Nachweis einer gesteigerten Stoffwechsellage aufgrund vermehrter Hormonproduktion durch entsprechende Blutteste die Schilddrüsenszintigraphie erforderlich (Bild auf dem Buchumschlag).
Im Szintigramm findet man einen „heißen" Speicherungsbezirk bei noch geringer Anreicherung des radioaktiven Indikators in dem umgebenden, nicht der Autonomie unterliegenden gesunden Schilddrüsengewebe. Über den obenerwähnten Regelkreis kann das gesunde Schilddrüsengewebe völlig unterdrückt sein und keine radioaktive Testsubstanz mehr aufnehmen. Man spricht daher entweder von einem kompensierten (Abb. 14) bzw. (bei fehlender Darstellung der gesunden Schilddrüsenanteile) von einem dekompensierten heißen Knoten (Adenom) (Abb. 15).

Behandlung der Schilddrüsenautonomie

Während Schilddrüsenkrankheiten im allgemeinen nur symptomatisch behandelt werden können, ist eine Heilung der durch das autonome Adenom verursachten Schilddrüsenüberfunktion möglich, wenn der die Überfunktion verursachende Adenomknoten operativ entfernt oder durch radioaktives Jod zerstrahlt wird.

Echte Heilung durch „Stahl oder Strahl" möglich

Die Gabe von Schilddrüsenblockern, sog. Thyreostatika (s. S. 56), ist lediglich zur Vorbereitung einer Operation, nicht jedoch als Dauertherapie geeignet.
Die Operation ist angezeigt bei großen und derben Knoten, jüngeren Patienten, Schwangeren, bei gleichzeitigem Vorliegen funktionsloser „kalter" Knoten neben den „heißen" Knoten.
Das Risiko bei der Operation entspricht demjenigen, das bei der Operation des Kropfes besprochen wurde (s. S. 34). Die chirurgische Behandlung autonomer Schilddrüsenknoten sichert fast immer einen vollständigen Erfolg.

Leichtere Formen der Schilddrüsenautonomie ohne ausgeprägte Schilddrüsenüberfunktion bedürfen nicht unbedingt einer Behandlung. Vorbeugend sollte jedoch in diesen Fällen das Risiko einer Schilddrüsenüberfunktion durch Vermeidung einer vermehrten Jodbelastung niedrig gehalten werden.

Die Radiojodbehandlung des autonomen Adenoms wird bevorzugt bei Patienten jenseits des fortpflanzungsfähigen Alters, besonders bei Gegenanzeigen für Operationen angewandt. Vor allem kleine Adenome eignen sich für diese auf S. 37 ausführlich beschriebene Therapieform.

Ziel dieser Behandlung ist die Ausschaltung des autonomen Adenoms durch radioaktive Strahlung. Hierzu sind im allgemeinen relativ hohe Jod-131-Mengen erforderlich.

Zum Schutz des normalen, nicht der Autonomie unterliegenden, den Knoten umgebenden Schilddrüsengewebes werden vor der Radiojodtherapie vorübergehend Schilddrüsenhormone wie bei der Behandlung des Kropfes gegeben. Hierdurch wird die Aufnahme des radioaktiven Jods in dem gesunden Schilddrüsengewebe unterdrückt, während sich die Aufnahme in dem von übergeordneten Regulationsmechanismen unabhängigen „autonomen" Gewebe nicht unterdrücken läßt.

Diese Vorbehandlung ist bei älteren Patienten und bei Patienten mit völlig entgleisten „dekompensierten" autonomen Adenomen mit bereits vorliegender völliger Unterdrückung des den Knoten umgebenden normalen Schilddrüsengewebes nicht erforderlich.

Es dauert im allgemeinen 4–6 Monate, bis durch die Strahlenbehandlung autonomes Schilddrüsengewebe ausgeschaltet ist. Dieser verzögerte Wirkungseintritt stellt einen Nachteil gegenüber der Schilddrüsenoperation dar. Der Vorteil der Radiojodbehandlung liegt jedoch in der geringen Belastung des Patienten. Die Radiojodbehandlung hinterläßt einen inaktiven stummen Knoten in einer gesunden Schilddrüse. Der subjektive und objektive Behandlungserfolg sind immer eindrucksvoll.

Im Gegensatz zu Operation oder Radiojodbehandlung wegen eines Kropfes ist eine Nachbehandlung mit Schilddrüsenhormon nach Operation oder Radiojodtherapie eines autonomen Schilddrüsenknotens nicht erforderlich, denn Schilddrüsenunterfunktionen als Folge der genannten Behandlungsverfahren sind selten. Eine Über-

prüfung der Schilddrüsenfunktion sechs Monate nach operativem Eingriff bzw. Radiojodbehandlung ist jedoch empfehlenswert.
In jedem Fall ist es wichtig, für eine ausreichende Jodprophylaxe, z. B. durch Verwendung jodierten Speisesalzes (s. S. 41) zu sorgen, da die Ursache der Schilddrüsenautonomie bei Fortbestand des Jodmangels zur erneuten Entwicklung autonomer Gewebsbezirke in der Restschilddrüse führen kann. Jod kann auch in Tablettenform in einer Dosis von 100–200 Mikrogramm Jodid gegeben werden.

Vorbeugung gegen Schilddrüsenautonomie

Das Problem der durch Schilddrüsenautonomie bedingten Schilddrüsenüberfunktion wird man in der Bundesrepublik Deutschland niemals in den Griff bekommen, wenn man sich nicht entschließt, durch vorbeugende Jodgabe die Häufigkeit des Jodmangelkropfes, der Vorkrankheit der Schilddrüsenautonomie, zu senken (s. S. 40), denn nach Einführung der Jodprophylaxe wurde dieses Krankheitsbild in anderen Ländern zunehmend seltener.

Die Basedowsche Krankheit

Gegenüber den Schilddrüsenautonomien mit Schilddrüsenüberfunktion ist die klassische Form der Schilddrüsenüberfunktion, die sog. Basedowsche Krankheit, abzugrenzen.
Während bei den Schilddrüsenautonomien meist vergrößerte Schilddrüsen mit Knoten vorliegen, die vermehrt Schilddrüsenhormone bilden, beruht die Basedowsche Krankheit darauf, daß in der Schilddrüse selbst Stoffe produziert werden, die die Schilddrüse zu einer verstärkten Tätigkeit anregen. Bei der Basedowschen Krankheit liegt eine gleichmäßige Vergrößerung der gesamten Schilddrüse meist ohne Knoten vor.
Nach dem heutigen Stand des Wissens werden bei der Basedowschen Krankheit die Schilddrüsenzellen durch gegen diese Zellen gerichtete Antikörper zur vermehrten Hormonproduktion angeregt (Abb. 16).
Der Merseburger Stadtphysikus *Dr. Carl von Basedow* (1799–1854)

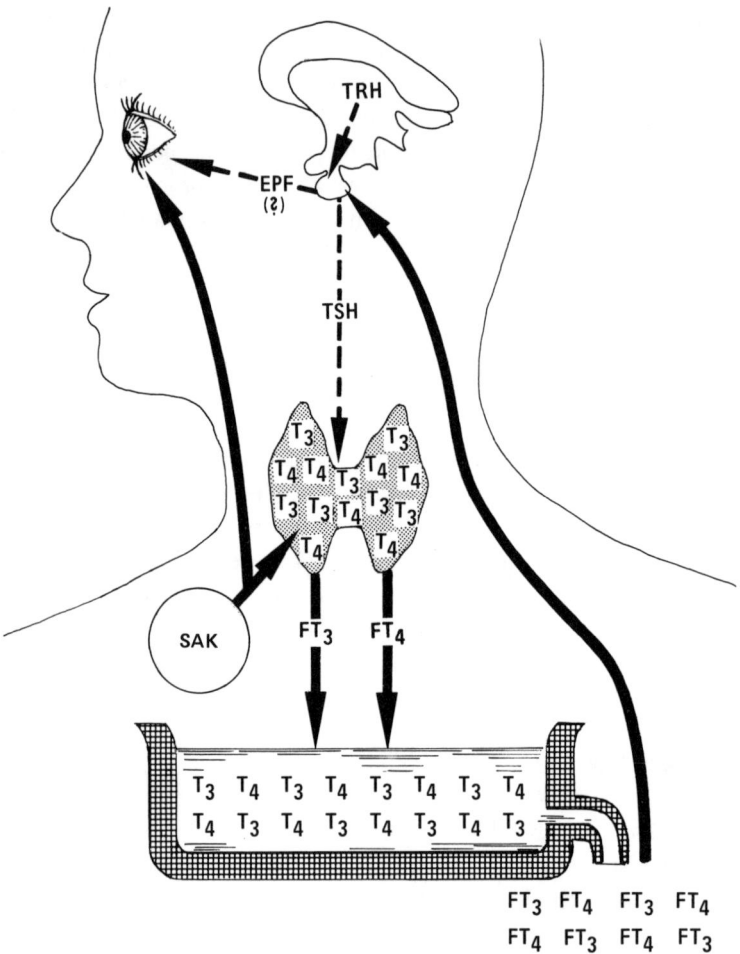

Abb. 16 Schilddrüsenüberfunktion: Die Stimulation der Schilddrüse erfolgt durch stimulierende Antikörper (SAK)

erkannte als erster die Merkmale dieser Form der Schilddrüsenfunktionsstörung:

- weiche Schilddrüsenvergrößerung,
- beschleunigte Herztätigkeit,
- das charakteristische Hervortreten der Augen.

Die Basedow-Krankheit überwiegt beim weiblichen Geschlecht zwischen dem 20.–30. Lebensjahr und nach dem Ende der Wechsel-

Schilddrüsenüberfunktion

jahre. Bei siebenmal mehr Frauen als Männern produziert die Schilddrüse zuviel T_3 und T_4.

Das Beschwerdebild der Überfunktion ist erstaunlich groß: Sie äußert sich vor allem durch eine übersteigerte Aktivität, innere Unruhe, Reizbarkeit, Rastlosigkeit, Händezittern, Schwitzen, Herzklopfen, Verdauungsstörungen durch gehäuften Stuhlgang, Gewichtsabnahme ohne erkenntlichen Grund (z. T. trotz guten Appetits und Heißhungers), verminderte geistige und körperliche Leistungsfähigkeit sowie durch allgemeine Schwäche und Müdigkeit.

Wenn diese Beschwerden auftreten: Schilddrüse untersuchen lassen

Außerdem können lebhafte Sprache und Gebärden, Nervosität und Launenhaftigkeit auf eine Überfunktion der Schilddrüse hinweisen. Patienten mit Schilddrüsenüberfunktion neigen zu heftigen Gemütsreaktionen, zu Erröten, Gedankenflucht. Sie sind einerseits hektisch, zappelig, aufbrausend, andererseits wieder schnell erschöpft, ängstlich, bedrückt.

Durch Vergrößerung der Schilddrüse kommt es zu Druck- und Beengungsgefühl am Hals, gelegentlich zu Atemnot durch Druck der Schilddrüse auf die Luftröhre, z. T auch durch zu hastiges Atmen bei Übererregung.

Die Schilddrüse kann als das „Gaspedal des menschlichen Körpers" bezeichnet werden. Bei der Schilddrüsenüberfunktion wird durch das erhöhte Angebot von T_3 und T_4 „zuviel Gas" gegeben: der Grundumsatz, das Maß für den Energiestoffwechsel des Körpers, läuft auf Hochtouren.

Druck auf den Hals und auf das Gaspedal des Stoffwechsels

Belastend für die ganze Familie ist, daß sich die Unruhe und Gereiztheit von Patienten mit Schilddrüsenüberfunktion meist auf die Umgebung überträgt.

Patienten mit Basedowscher Krankheit erkennt man an den meist glänzenden, großen, teilweise hervorgetretenen Augen, am lebhaften Mienenspiel, am unruhigen Wesen. Der Verdacht auf eine Schilddrüsenüberfunktion verstärkt sich weiter, wenn der Umgebung des Patienten auffällt, daß er schon seit längerem nervös, gereizt, aufgeregt, zum Zerplatzen gespannt, ruhelos, zappelig, hastig, sprunghaft und launisch ist.

Erstaunlicherweise erlebt in den meisten Fällen der Kranke weniger sich selbst als seine Umgebung verändert. Nicht er ist gereizt, erregt und launenhaft, so meint er. Vielmehr glaubt er sich von den anderen gereizt und in Erregung versetzt.

Nicht selten findet man bei Patienten mit Schilddrüsenüberfunktion Veränderungen des Zeiterlebens: Die „innere Uhr" geht viel schneller als die wirkliche Zeit. Dem Kranken geht alles viel zu langsam.

Diagnose der Basedowschen Krankheit

Der untersuchende Arzt findet beim klassischen Bild der Basedowschen Krankheit eine vergrößerte Schilddrüse, einen raschen Puls und hervortretende Augen mit besonderem Glanz sowie erweiterte Lidspalten, den sog. Exophthalmus.
Die normalgroße oder oft vergrößerte Schilddrüse ist sehr viel stärker als normal durchblutet. Daher vernimmt der Arzt beim Abhören der Schilddrüse ein Pulsieren und ein Schwirren.
Neben dem raschen Puls findet sich eine vergrößerte Blutdruckamplitude. Die Blutdruckamplitude gibt in Millimeter Quecksilbersäule, ähnlich dem Barometer, mit der ersten Zahl den Druck an, mit dem der gleichmäßige Blutstrom durch die Schlagader am Oberarm strömt, und mit einer zweiten Zahl den Anstieg dieses Druckes bei jedem einzelnen Pulsschlag. Die Differenz zwischen diesen beiden Zahlen, die Amplitude, beträgt beim gesunden Menschen 40–50 Millimeter Quecksilbersäule. Beim Patienten mit Schilddrüsenüberfunktion ist dieser Druckunterschied als Folge des gesteigerten Stoffwechsels wesentlich größer.
Die Haut eines Patienten mit Schilddrüsenüberfunktion ist zart, feucht und warm. Meist findet sich ein Zittern der Finger.
Sind die Augen an der Erkrankung beteiligt, werden zu Beginn Stirn- und Schläfenkopfschmerz, Mißempfindungen im Bereich der Augen, wie Druckgefühl, Fremdkörpergefühl, Augenreiben, Tränenträufeln, verschwommenes Sehen, beobachtet. Diese Beschwerden und die im Verlauf der Erkrankung auftretenden Lidödeme sind meist morgens stärker ausgeprägt als abends. Schließlich kommt es zum Hervorquellen der Augen. Gelegentlich tritt durch Veränderungen an den Augenmuskeln Doppeltsehen auf.
Veränderungen wie im Augenbereich können auch an der Haut des Unterschenkels als sog. „prätibiales Myxödem" („prä" = vor, „tibia" = Schienbein, „Myxödem" = sulzige Schwellung) vorkommen. Die Haut ist rauh und großporig. Die Haare wirken borstig

grob. Die Hautbezirke sind rötlich-blau gefärbt, fühlen sich sulzig an und hinterlassen auf Druck keine Vertiefungen.
Die Veränderungen an den Augen und an der Haut werden wahrscheinlich ebenfalls durch die gleichen Antikörper, die die Schilddrüsenzellen zu vermehrter Tätigkeit anregen, hervorgerufen.
Beim klinischen Vollbild der Basedowschen Krankheit ist die Diagnose einfach, doch anfänglich und über längere Zeit hinweg kann die Schilddrüsenüberfunktion vielgestaltig in Erscheinung treten. Am schwierigsten ist es, Frühformen der Erkrankung zu erkennen, mit oft über Jahre anhaltenden, nicht immer charakteristischen Beschwerden und Krankheitszeichen.
Gerade bei älteren Patienten verläuft die Schilddrüsenüberfunktion oft untypisch. An eine solche Überfunktion im Alter als Ursache von Beschwerden, wie Gewichtsverlust, Leistungsminderung etc., sollte jedenfalls häufiger gedacht werden (s. S. 48).

Unklare Beschwerden im Alter: Vielleicht funktioniert die Schilddrüse „zu gut"

Patienten mit Schilddrüsenüberfunktion versuchen häufig mit zäher Energie ihre Schwäche zu meistern. Sie wollen nicht zugeben, daß sie krank sind. Sie empfinden die innere Unruhe als etwas Fremdes, das eigentlich nicht zu ihrer Persönlichkeit gehört.
In jedem Fall ist neben der Vorgeschichte und einer eingehenden körperlichen Untersuchung zur objektiven Absicherung der Diagnose (vor allem bei den leichteren Formen von Überfunktion) eine Bestimmung der Schilddrüsenhormonspiegel im Blut erforderlich. Gelegentlich findet sich ausschließlich eine Erhöhung des T_3-Spiegels im Serum, während der T_4-Spiegel noch im Normbereich liegt (s. S. 87).
In Zweifelsfällen wird der untersuchende Arzt den TRH-Test (s. S. 88) durchführen, der bei der Schilddrüsenüberfunktion negativ ausfällt. Die Schilddrüse steht zwar nach wie vor unter der Kontrolle des übergeordneten Hormons TSH, jedoch kommt es durch die die Schilddrüse stimulierenden Antikörper zu einer so starken Produktion von Schilddrüsenhormonen, daß die TSH-Ausschüttung aus dem Vorderlappen der Hirnanhangdrüse völlig gebremst wird. Durch die künstliche Erhöhung des TRH-Spiegels läßt sich mit den heute zur Verfügung stehenden Methoden eine TSH-Freisetzung nicht messen. Der TRH-Test eignet sich daher besonders bei klinisch noch nicht sicheren Überfunktionen der Schilddrüse zur Klärung der Diagnose.
Zur Erstuntersuchung eines Patienten mit Verdacht auf Schilddrü-

senüberfunktion gehört auch eine Untersuchung der Schilddrüse selbst. Die Ultraschalluntersuchung der meist vergrößerten Schilddrüse zeigt bei Basedow-Kranken in fast allen Fällen ein diffus echoarmes Gewebsmuster als Ausdruck der Autoimmunerkrankung.

Die Schilddrüsenszintigraphie ist bei der Erstuntersuchung ebenfalls zum Ausschluß oder Nachweis eines autonomen Schilddrüsenadenoms (s. S. 94) als möglicher Ursache der Überfunktion erforderlich, da sich die Behandlung bei der Basedowschen Krankheit mit Schilddrüsenüberfunktion bzw. bei der durch eine Schilddrüsenautonomie bedingten Überfunktion unterscheidet.

Behandlung der Basedowschen Krankheit

Unterstützende medikamentöse Behandlung

Da bisher keine Medikamente zur Verfügung stehen, die auf die Bildung der die Schilddrüse stimulierenden Antikörper einen direkten Einfluß haben, ist jede Therapie der Basedowschen Krankheit mit Tabletten unterstützender Art, bis es zur Selbstheilung kommt. Eine Heilung durch Medikamente allein ist nicht möglich. Ziel jeder Tablettenbehandlung ist es, die über den Bedarf hinausgehende Produktion und Abgabe von Schilddrüsenhormonen solange zu bremsen oder zu blockieren und damit durch Normalisierung der Hormonkonzentration im Blut in der Regel die Symptome der Erkrankung zum Verschwinden zu bringen, bis sich der gestörte Schilddrüsenstoffwechsel spontan wieder normalisiert.

Wegen der unterschiedlichen Schweregrade und des individuellen Verlaufes einer Schilddrüsenüberfunktion sind Schemata für die Behandlung unangebracht. Im Einzelfall wird der behandelnde Arzt Schwere, Grad der Erkrankung, Art und Größe eines evtl. vorhandenen Kropfes, Alter des Patienten sowie evtl. bestehende Begleiterkrankungen bei der Wahl einer optimalen individuellen Behandlungsform berücksichtigen.

Weil die Schilddrüsenüberfunktion durch in unregelmäßigen Zeitintervallen auftretende Spontanheilungen, aber auch durch Rezidive, d. h. plötzliches Wiederauftreten der Erkrankung, gekennzeichnet ist, kann der individuelle Verlauf sehr verschieden sein. Einige

Patienten können nach einer Tablettenbehandlung über Jahre hinaus für immer wieder eine „normale" Schilddrüsenfunktion haben. Andere Patienten können ein Rezidiv bekommen. Bei wieder anderen stellt sich durch zusätzliche entzündliche Prozesse in der Schilddrüse eine Schilddrüsenunterfunktion ein.

Im allgemeinen wird die Schilddrüsenüberfunktion ohne oder mit Exophthalmus zunächst bevorzugt mit den die Schilddrüsenhormon-Synthese hemmenden Medikamenten, sog. Thyreostatika („Schilddrüsenstoppern") behandelt. Der Patient muß allerdings in der Lage und bereit sein, diese Behandlungsform konsequent über einen langen Zeitraum (1–2 Jahre) regelmäßig durchzuführen.

Nur wenn Besonderheiten der Situation des Patienten, wie fehlende Mitarbeit, einer konsequenten medikamentösen Behandlung entgegenstehen, muß nach einer kurzfristigen Vorbehandlung mit Thyreostatika die Operation oder Radiojodtherapie von vornherein in Erwägung gezogen werden.

Mitarbeit kann Operation verhindern

Unter den Medikamenten, die die Schilddrüsenhormon-Produktion vermindern bzw. stoppen, finden solche chemischen Substanzen Anwendung, die die Bildung der Schilddrüsenhormone aus ihren Vorprodukten verhindern. Je nach Schweregrad der Schilddrüsenüberfunktion wird die Behandlung mit einer höheren Anfangsdosis begonnen und bei Erreichen einer in den Körperzellen ausgeglichenen Stoffwechsellage mit einer niedrigeren Erhaltungsdosis fortgesetzt.

Da es bei der Gabe von Thyreostatika leicht dazu kommen kann, daß die Bildung der Schilddrüsenhormone zu stark gehemmt wird, führt der Arzt die Behandlung oft so durch, daß die eigene überschießende Hormonproduktion fast vollständig unterdrückt wird und der Patient zusätzlich noch Schilddrüsenhormon-Tabletten einnimmt, die seinen Hormonbedarf mit normalen Hormonmengen decken und gleichzeitig ein weiteres Wachsen der Schilddrüse wie bei der Behandlung des Kropfes verhindern.

Dieses kombinierte Vorgehen ist wichtig, weil es spontan zu einer plötzlichen Heilung kommen kann, ohne daß diese unter der laufenden Therapie mit Thyreostatika immer gleich erkannt wird. Die gleichzeitige Gabe von niedrigen Schilddrüsenhormon-Dosen, z. B. 100 Mikrogramm Levo-Thyroxin, hat den Vorteil, daß evtl. phasenhaft oder dauerhaft auftretende Zustände einer leichten oder ausgeprägten Unterfunktion – gelegentlich mit Zunahme des Augenbefundes – nach Eintritt einer nicht gleich erkannten Spontanheilung vermieden werden.

Eine alleinige Behandlung mit Thyreostatika ist nur möglich, wenn eine sehr engmaschige Kontrolle des Patienten gewährleistet ist. Ausschließlich Thyreostatika werden nur in der Schwangerschaft in niedriger Dosierung ohne die sonst übliche Kombination mit Schilddrüsenhormon gegeben, da nur die Thyreostatika, nicht aber die Schilddrüsenhormone in den kindlichen Kreislauf übergehen. Bei zu hoch dosierter thyreostatischer Behandlung können sich daher Kröpfe bei den Kindern entwickeln, z. T. verbunden mit einer Schilddrüsenunterfunktion.

Schädigungen durch die während einer Schwangerschaft für die Mutter evtl. erforderlichen Thyreostatika sind bei den Kindern nicht bekannt.

In allen Fällen tritt die therapeutische Wirksamkeit der Thyreostatika nur langsam ein, da die Schilddrüse so lange weiter Schilddrüsenhormone vermehrt abgibt, bis ihre großen Hormonreserven völlig aufgebraucht sind. Am Anfang einer Behandlung einer Schilddrüsenüberfunktion werden daher im allgemeinen zusätzlich dämpfende Medikamente verordnet, die das Herzklopfen und die Nervosität trotz eines Überangebots an Schilddrüsenhormonen günstig beeinflussen.

Ruhe und Verständnis sind wesentliche Heilfaktoren

Jeder Patient mit einer Schilddrüsenüberfunktion braucht eine ruhige und verständnisvolle Umgebung mit wenig Lärm und Aufregungen. Längere Ruhepausen mit viel Schlaf und Spaziergängen im Wechsel wirken sich meist günstig aus.

Neben der körperlichen Schonung sind auch andere Belastungen zu meiden: das Rauchen von Zigaretten, der Genuß von Alkohol und Bohnenkaffee, Sonnenbaden sowie Sport. Arbeitsunterbrechung bzw. Entlastung im Haushalt sind bei ausgeprägter Schilddrüsenüberfunktion für eine größtmögliche körperliche Schonung angebracht.

Der starke Appetit (Heißhunger) und der Durst sollten durchaus gestillt werden. Es sollte auf eine vitaminreiche Kost, viel Gemüse und Obst sowie viel Eiweiß in der Nahrung geachtet werden. Reichliche Mengen an Vitamin A (Tomaten) und Vitamin C (Zitronen, Apfelsinen) sind günstig. Jodhaltige Speisen wie Seefische sind während der Erkrankung möglichst zu meiden.

Insgesamt darf der Kalorienverbrauch wegen des gesteigerten

Stoffwechsels vermehrt sein. Jedoch sollte sich der Patient mit Schilddrüsenüberfunktion darüber im klaren sein, daß die veränderten Eßgewohnheiten nach Normalisierung der Stoffwechsels oft zu einer Gewichtszunahme führen.

Im Urlaub sollten heiße Zonen, direkte Sonnenbestrahlung und körperliche Belastung vermieden werden. Am günstigsten ist das Klima mäßiger Höhenlagen, etwa 600–1200 m über dem Meeresspiegel. Ein ausgesprochenes Hochgebirgsklima würde zu rauh sein und dadurch den Stoffwechsel und die nervöse Erregbarkeit ungünstig beeinflussen.

Streßbelastung reduzieren – auch im Urlaub

Jodhaltige Heilquellen und Bäder, auch ein Aufenthalt in jodhaltiger Meeresluft sollten so lange gemieden werden, bis die Schilddrüsenüberfunktion durch die Medikamente wieder ausgeglichen ist. Thermalbäder, Kneippkuren und Sauna sind unangebracht.

Die Angehörigen eines Basedow-Kranken sollten Verständnis für die „Eigenarten" des Patienten haben, die nicht allein durch guten Willen, sondern nur durch eine konsequente Behandlung beeinflußt werden können. Ratsam ist das Vermeiden jeder Art von Aufregungen, da sich Streßsituationen ungünstig auf den Verlauf der Schilddrüsenüberfunktion auswirken. Dem Diätfehler des Zuckerkranken entspricht die seelische Überlastung des Patienten mit Schilddrüsenüberfunktion. Der Tagesablauf sollte daher immer geregelt sein.

Alle Autoimmunerkrankungen wie die Basedowsche Krankheit sind im allgemeinen Ausdruck gegen Autoantikörper. Die krankhafte Wirkung dieser Antikörper ist aber nicht so sehr von ihrem Vorhandensein abhängig, sondern vielmehr durch eine Störung im Immunsystem bedingt: Der Organismus ist zu ihrer Abwehr nicht fähig oder nicht bereit.

Körperliche Krankheit als Notsignal der Seele?

Durch das Auftreten oder die Verschlimmerung einer Krankheit in Streßsituationen ist ja bekannt, daß die Immunitätslage durch die Psyche mitgesteuert wird. Deshalb kann bei der Basedowschen Krankheit eine Heilung nicht allein durch das Bekämpfen der Symptome mit Medikamenten erfolgen.

Vielmehr ist es außerordentlich wichtig, daß der Patient die körperliche Erkrankung zunächst einmal akzeptiert und sich dann bewußtmacht, daß die Krankheitssymptome Signale des Körpers für Fehlreaktionen oder Überlastungen seiner Psyche sind.

Die im Bereich der Psyche vermiedene Auseinandersetzung mit

Problemen erzwingt sich auf Körperebene ihr Recht. Nur wenn die Basedowsche Krankheit in diesem Sinn auch als ein „Hilferuf der Seele" begriffen wird, kann sie für den Patienten zum Wegbereiter werden, um zu sich selbst zu finden und dadurch die Genesung zu erreichen.

Die notwendige unterstützende Therapie mit Thyreostatika kann sich über Monate und Jahre erstrecken. Während dieser Zeit sind nicht nur Kontrollen der Schilddrüsenhormon-Spiegel im Blut erforderlich, sondern auch der weißen Blutkörperchen sowie der Blutplättchen, da die Thyreostatika auch die Produktion der Blutzellen im Knochenmark dämpfen können.

Um zwischen einem Fortbestehen der Erkrankung und einer Spontanheilung klinisch unterscheiden zu können, ist nach ein bis zwei Jahren ein Versuch des Absetzens der dann meist nur noch niedrig dosierten Medikamente erforderlich. Dieser sollte nicht in einer beruflichen oder familiären Belastungssituation, z. B. während eines Urlaubs im Streßklima unternommen werden.

Treten nach dem Weglassen der Thyreostatika die Zeichen der Schilddrüsenüberfunktion, wie vermehrtes Herzklopfen, Schwitzen, vermehrter Stuhlgang, körperliche Schwäche, wieder auf, ist entweder erneut eine medikamentöse Behandlung angezeigt oder eine Operation bzw. eine Radiojodtherapie erforderlich.

Im allgemeinen kann jedoch in 30−50% der Fälle mit einer Spontanheilung gerechnet werden. Deshalb sollte möglichst nicht die Operation oder die Radiojodbehandlung am Anfang der Behandlung stehen, weil auch in dem danach verbleibenden Schilddrüsenrest eine Heilung eintreten kann. Die kleinen, wieder normal funktionierenden Schilddrüsenreste reichen dann oft nicht mehr zur Aufrechterhaltung einer normalen Schilddrüsenhormon-Produktion aus.

Operative Behandlung
Die Operation ist die schnellste Möglichkeit, eine Schilddrüsenüberfunktion zu beseitigen. Während die Operation bei der Schilddrüsenautonomie an erster Stelle der Behandlungsverfahren steht, sollte die Operation bei der Basedow-Krankheit erst erfolgen, wenn die medikamentöse Therapie erfolglos war und die Überfunktion nach einem Medikamenten-Auslaßversuch fortbesteht. Weitere Indikationen für die Operation sind mangelnde Koopera-

tion des Patienten und von vornherein große Knotenkröpfe mit zusätzlicher mechanischer Beeinträchtigung der Atmung. Eine operative Behandlung wird heute insgesamt großzügiger und frühzeitiger durchgeführt: einmal, weil größere und knotige Kröpfe im allgemeinen schlecht auf eine medikamentöse Therapie mit Thyreostatika ansprechen, zum anderen wegen der z. T. unbefriedigenden Dauererfolge der zeitlich aufwendigen Therapie mit Thyreostatika sowie auch wegen der begrenzten Anwendbarkeit der Radiojodbehandlung bei den zahlenmäßig häufiger an Basedowscher Krankheit erkrankten jüngeren Patienten im fortpflanzungsfähigen Alter.

Die Verfügbarkeit wirksamer medikamentöser Behandlungsverfahren zur Operationsvorbereitung ist ausschlaggebend für die Risikominderung der chirurgischen Therapie. Die Vorbereitung von Patienten mit Schilddrüsenüberfunktion geschieht durch Erreichen einer normalen Stoffwechsellage unter Gabe von Thyreostatika (s. S. 56).

Obwohl heute unmittelbare Komplikationen der operativen Behandlung einer Schilddrüsenüberfunktion fast ganz ausgeschlossen sind, fordern folgende Komplikationsmöglichkeiten (s. auch S. 34) Beachtung:

– Schädigung der Nebenschilddrüsen mit Änderung des Kalziumstoffwechsels und dadurch bedingter Tetanie (s. S. 35) bei etwa zwei von hundert Operierten (2%), eine Störung, die sich fast immer zurückbildet;
– Schädigungen der Stimmbandnerven bei 1–2% der Patienten, zum größten Teil ebenfalls vorübergehend;
– ein Wiederauftreten der Schilddrüsenüberfunktion in etwa 1–6% der Patienten, abhängig von der Menge des Schilddrüsengewebes, das zur Normalisierung der gesteigerten Hormonproduktion entfernt wurde;
– schließlich Schilddrüsenunterfunktionen bei bis zu 5% der Patienten unmittelbar nach der Operation und in etwa 20% mehrere Jahre nach der Operation.

Im allgemeinen wird bei vergrößerten Kröpfen beiderseits ein Teil des Schilddrüsengewebes bei der Operation entfernt, wobei Reste von etwa 10–20 g je Schilddrüsenlappen nach allgemeiner Erfahrung ein gutes Behandlungsresultat gewährleisten.

...ile der operativen Behandlung sind die rasche Normalisierung ...steigerten Stoffwechsels und die sichere Beseitigung einer ...ßerten Schilddrüse. Nachteile sind die lokalen Nebenwirkun... ...d die Möglichkeit der Entwicklung einer Schilddrüsenunterfunktion, wenn das zurückgelassene Gewebe für eine normale Hormonproduktion nicht mehr ausreicht.

Bei Schilddrüsenüberfunktionen ist im Gegensatz zum Jodmangelkropf nach der Operation nicht grundsätzlich die vorbeugende Gabe von Schilddrüsenhormon notwendig, da das Risiko eines Nachwachsens der Schilddrüse geringer ist.

Auf der anderen Seite ist wegen der Möglichkeit, daß sich eine Schilddrüsenunterfunktion entwickelt, eine dauerhafte Nachsorge wichtig. Ob eine Behandlung mit Schilddrüsenhormon-Tabletten notwendig wird, hängt vom Ergebnis dieser regelmäßigen Kontrolluntersuchungen, bei denen vor allem die Blutspiegel der Schilddrüsenhormone untersucht werden, ab.

Radiojodbehandlung der Basedow-Krankheit

Die interne Strahlentherapie mit Radiojod ist bei Patienten jenseits des fortpflanzungsfähigen Alters möglich, wenn die Schilddrüsenüberfunktion nach Behandlung mit Thyreostatika fortbesteht bzw. wieder auftritt, vor allem auch nach Schilddrüsenoperationen.

Die Radiojodtherapie hat den gleichen Effekt wie eine operative Entfernung eines Teils der Schilddrüse, da es durch das radioaktive Jod zu einer teilweisen Zerstörung des Schilddrüsengewebes kommt.

Das therapeutische Prinzip beruht hier wie bei der Radiojodbehandlung des Kropfes und der Schilddrüsenautonomie (s. S. 37 und 50) darauf, daß die Betastrahlen das Jod-131-Schilddrüsengewebe zerstören, welches durch Narbengewebe ersetzt wird. Bei der Basedowschen Krankheit mit einer diffus vergrößerten Schilddrüse werden die Schilddrüsenzellen gleichmäßig vom radioaktiven Jod durchstrahlt.

Der Gewebsuntergang ist wie bei Gewebswegnahme bei der Operation endgültig und schreitet auch ohne erneute Radiojodgabe oft noch über Jahre allmählich durch Absterben der Zellen fort. Dieser fortschreitende Gewebsuntergang und eine evtl. eintretende Selbstheilung der Autoimmunkrankheit können Ursache einer nach Radiojodbehandlung noch nach Jahren auftretenden Schilddrüsenunterfunktion sein. Gleichzeitig verhindert dieser Ablauf aber auch das erneute Auftreten einer Basedowschen Krankheit.

Die Radiojodbehandlung muß in speziellen nuklearmedizinischen Therapieeinheiten je nach Radiojodmenge während eines 6- bis 14tägigen stationären Aufenthaltes durchgeführt werden (s. S. 37). Da wegen der begrenzten Kapazität dieser Therapieeinheiten oft eine sofortige Aufnahme nicht möglich ist, hat sich die vorübergehende Behandlung mit Thyreostatika zur Linderung der Beschwerden bewährt.

Da die volle Wirkung des radioaktiven Jods erst 3–6 Monate nach Gabe der meist einmaligen Radiojodbehandlung einsetzt, ist eine zwischenzeitliche untersützende Behandlung mit Thyreostatika in abfallender Dosierung wie bei der Langzeittherapie der Basedowschen Krankheit (s. S. 56) meistens angezeigt. Diese Behandlung wird im allgemeinen vor der Entlassung eingeleitet und über meist 3 Monate durchgeführt.

Vorteile der Radiojodbehandlung sind ihre einfache Durchführung, die Wirksamkeit in fast allen Fällen, die geringe Rate eines Wiederauftretens der Schilddrüsenüberfunktion und das Fehlen von Komplikationen, deren Risiko bei Operationen in Kauf genommen werden muß.

Nachteile der Radiojodtherapie sind die erwähnte Zeit von 3–6 Monaten bis zum Eintritt der Strahlenwirkung, eine geringe Abnahme der Schilddrüsengröße sowie die Möglichkeit des Übergangs in eine Schilddrüsenunterfunktion auch noch nach vielen Jahren.

Für alle Patienten mit Basedowscher Krankheit gilt, daß die Erkrankung wieder auftreten kann. Wenn die Beschwerden nachgelassen haben und der Schilddrüsenkranke glaubt, wieder gesund und voll arbeitsfähig zu sein, sollte er sich nach Beendigung einer Behandlung in regelmäßiger ärztlicher Überwachung halten und die empfohlenen Kontrolluntersuchungen wahrnehmen.

Nach Beschwerdefreiheit regelmäßig zur Kontrolle

Behandlung der Augenveränderungen bei Basedowscher Krankheit

Zwischen der Basedow-Krankheit und den Veränderungen an den Augen finden sich die bereits erwähnten Zusammenhänge (s. S. 51): Es besteht ein Defekt in der Steuerung der Immunüberwachung. Durch die die Schilddrüse stimulierenden Antikörper kommt es auch zu Einlagerungen in den Augenanhangsgebilden: den Augenlidern, dem Gewebe hinter den Augäpfeln und den Augenmuskeln.

Wegen der lokalen Beschwerden suchen die Patienten häufig zuerst den Augenarzt auf. Sie klagen über morgendliche Schwellung der Augenlider, Druckgefühl im Bereich der Augen, Stirn- und Schläfenkopfschmerz, vermehrte Lichtempfindlichkeit, Fremdkörpergefühl (Augenreiben), Tränen der Augen, verschwommenes Sehen und gelegentlich über Doppeltsehen. Die Symptome sind meist morgens stärker ausgeprägt als abends.

Später kommen eine weite Lidspalte durch Zurückbleiben des Oberlides und schließlich als Folge der Zunahme des Gewebes hinter dem Augapfel das Hervortreten eines oder beider Augäpfel hinzu.

Als Folge eines evtl. mangelnden Lidschlusses kommt es zu chronischer Reizung der Bindehäute, Entzündungen und Verletzungen an der Hornhaut.

Bei Basedow-Kranken und entsprechenden Augenzeichen ist in der Regel an einem Zusammenhang nicht zu zweifeln. Trotzdem sollte immer eine augenärztliche Untersuchung erfolgen.

Die Augenzeichen bei der Basedowschen Krankheit können sich, wenn sie nicht sehr ausgeprägt sind, ohne besondere Behandlung spontan mit der Normalisierung der Stoffwechsellage unter den auf S. 56 erwähnten Behandlungsmaßnahmen zurückbilden.

Bei milden Formen genügen einfache Maßnahmen, z. B. zur Linderung der Lichtempfindlichkeit das Tragen getönter Brillen, zur Anfeuchtung der trockenen Schleimhäute die Anwendung künstlicher Tränen und zur Nacht die Gabe gelhaltiger Gleitmittel. Der Kopf sollte nachts hochgelagert werden, damit die Schwellung der Augenlider abnimmt.

Bestehen ausgeprägte Symptome, kann der Arzt Kortisontabletten in mittlerer Dosierung verordnen, weil dadurch die Schwellungen an den Augenanhangsgebilden zurückgebildet werden können. Es kommt rasch zu einer deutlichen Besserung der entzündlichen Prozesse; Augenmuskelstörungen mit Doppeltsehen werden verhindert.

Die stoßartige Behandlung mit Kortisontabletten in über Wochen abfallender Dosierung kann durch eine Bestrahlung des hinter dem

Augapfel liegenden geschwollenen Gewebes unterstützt werden. Bei dieser sog. Orbitaspitzenbestrahlung werden von den Schläfen her auf die Spitzen der Augenhöhle Röntgenstrahlen in einer Dosis von 800–2000 rad (Einheit für die vom Gewebe aufgenommene Strahlendosis) in 10 Einzeldosen über 2 Wochen verabreicht. Bei Aussparung des vorderen Augenabschnittes sind Nebenwirkungen, vor allem Linsentrübungen, selten. Durch diese Behandlung sollen krankhafte Einlagerungen in den Augenanhangsgebilden zerstört werden.

Bei sehr schweren Verläufen der endokrinen Augenzeichen können die Antikörper durch Blutwäsche herausgefiltert und ihre Neuproduktion anschließend durch Kortisontabletten oder das Immunsystem unterdrückende Medikamente verhindert werden.

In fortgeschrittenen Fällen kann auch eine völlige Entfernung der Schilddrüse durch Operation und eine Nachbehandlung mit radioaktivem Jod zur Ausschaltung aller Schilddrüsenzellen hilfreich sein, um die Kette in der Entstehung der Autoimmunerkrankung an einer Stelle zu unterbrechen.

Gehen die durch Augenmuskelstörung bedingten Doppelbilder auch nach intensiven Behandlungsmaßnahmen nicht zurück, dann können diese Abweichungen zumindest in der Hauptrichtung durch eine Brille mit Prismengläsern ausgeglichen werden. In einigen Fällen ist eine Schieloperation erforderlich.

Eine Behandlung der seltenen Hautveränderungen an den Schienbeinen ist bei der Basedowschen Krankheit wenig erfolgversprechend. Als symptomatische Maßnahme haben sich kortisonhaltige Salben bewährt, die nachts über mehrere Monate angewandt werden.

Der nicht voraussehbare Verlauf von Augenzeichen und Hautveränderungen bei der Basedowschen Krankheit erschwert die Aussage über die Wirksamkeit aller Behandlungsmaßnahmen. Insgesamt sind alle Formen der Behandlung wie auch die Behandlung der Basedowschen Krankheit selbst nur symptomatischer Art. Eine völlige Normalisierung des Augen- und des Hautbefundes in einem absehbaren Zeitraum ist eher die Ausnahme als die Regel. Oft bleibt über lange Zeit ein Restbefund bestehen. Eine langfristige Nachbetreuung der Patienten ist daher dringend erforderlich.

Viel Geduld und langfristige Nachbetreuung notwendig

Die Behandlung der endokrinen Augenzeichen erfordert nicht nur vom Patienten, sondern auch von den betreuenden Ärzten enge

Zusammenarbeit, viel Geduld und Ausdauer. Die Therapie ist oft über lange Zeit, manchmal Jahre, erforderlich.

Es ist häufig für den Arzt nicht leicht, dem Patienten klarzumachen, daß man einerseits keine den Erfolg garantierende Behandlung zur Verfügung hat, aber andererseits bei Überwindung aller zu erwartenden Rückschläge dennoch eine Rückbildung des Leidens eintreten kann. Die psychische Betreuung dieser Patienten bzw. zumeist Patientinnen verbindet der Arzt mit der immer wiederholten Forderung nach Geduld und Zuversicht.

Schilddrüsenentzündungen

Unterschiedliche Ursachen erfordern unterschiedliche Behandlung

Durch Bakterien, Viren oder Antikörper gegen das eigene Schilddrüsengewebe kann es zu einer Entzündung der Schilddrüse kommen. Ähnlich wie bei der Basedowschen Krankheit kommt ein beträchtlicher Prozentsatz der entzündlichen Reaktionen der Schilddrüse durch gegen die Schilddrüsenzellen gerichtete Antikörper zustande. Warum der Organismus Antikörper gegen das Schilddrüsengewebe erzeugt, ist bis jetzt unbekannt.

Bei der von Bakterien verursachten eitrigen, zur Abszeßbildung neigenden *akuten* Schilddrüsenentzündung bestehen meist erhebliche lokale Beschwerden wie Schmerzen, Druckempfindlichkeit, Schluckbeschwerden, Heiserkeit sowie eine Schwellung der Lymphknoten im Halsbereich. Häufig besteht auch hohes Fieber. Die Blutsenkung ist deutlich beschleunigt. Die weißen Blutkörperchen sind vermehrt.

Bei der *subakuten* Entzündung ist die Ursache noch nicht eindeutig geklärt, obwohl vieles dafür spricht, daß es sich um eine Virusinfektion handelt. Die subakute Schilddrüsenentzündung tritt oft im Anschluß an einen einfachen Infekt der oberen Luftwege (Grippe oder Erkältung) auf. Sie wird im Anfangsstadium nicht selten mit einer akuten Schilddrüsenentzündung verwechselt und mit Antibiotika behandelt, zumal ebenfalls Schmerzen im Bereich des Halses im Vordergrund stehen, die den Patienten meist zunächst zum Hals-Nasen-Ohren-Arzt führen. Die Patient klagen über Abgeschlagenheit und machen insgesamt einen „kranken" Eindruck.

Selten besteht Fieber. Die Blutkörperchen-Senkungsgeschwindigkeit ist als Ausdruck eines hochentzündlichen Prozesses deutlich beschleunigt.

Die *chronische* Schilddrüsenentzündung stellt eine durch Antikörper hervorgerufene Autoimmunerkrankung dar. Sie ist selten mit lokalen Beschwerden verbunden. Bei der sog. „Hashimoto-Thyreoiditis" wird ein gleichartiger Defekt in der Immunüberwachung wie bei der Basedowschen Krankheit und den durch diese Erkrankung bedingten Augenzeichen angenommen. Die Immunreaktionen unterhalten den entzündlichen Prozeß in der Schilddrüse und führen schließlich zu deren Zerstörung und narbigen Umwandlung.

Die chronische Schilddrüsenentzündung, als häufigste Form, verläuft anfangs fast immer unbemerkt. Selten bestehen Druck- und Spannungsgefühl. Durch Untergang des Schilddrüsengewebes entwickelt sich allmählich eine Schilddrüsenunterfunktion.

Daher wird die Diagnostik oft erst eingeleitet, wenn der Patient über Zeichen einer Schilddrüsenunterfunktion klagt. Der Nachweis von Antikörpern im Blut ist ein Hinweis, aber kein Beweis für eine chronische Schilddrüsenentzündung.

In unklaren Fällen werden Schilddrüsenentzündungen durch eine Punktion der Schilddrüse mit feiner Nadel weiter abgeklärt. Die mikroskopische Untersuchung der Schilddrüsenzellen und der Nachweis charakteristischer Entzündungszellen ist wichtig, da die Behandlung der verschiedenen Formen unterschiedlich ist.

Die *akute* Schilddrüsenentzündung spricht als bakterielle Erkrankung rasch auf Antibiotika und entzündungshemmende Medikamente an. Liegt ein Abszeß vor, ist evtl. eine operative Entleerung des Eiters angezeigt.

Bei der *subakuten* Entzündung der Schilddrüse reichen in leichteren Fällen entzündungshemmende Medikamente aus. Bei schweren Verläufen ist die Gabe von Kortisontabletten in abfallender Dosierung angezeigt. Unter Kortison verschwinden die Beschwerden, vor allem die Schmerzen und das allgemeine Krankheitsgefühl, rasch.

Nach Erreichen von Beschwerdefreiheit muß die Kortisonbehandlung über einen oft wochenlangen Zeitraum beibehalten werden. Wird die Behandlung zu früh abgebrochen, kommt es zu einem Wiederaufflackern der Entzündung, so daß eine erneute Gabe von Kortisontabletten erforderlich wird.

> Behandlung nicht zu früh abbrechen

Bei der *chronischen* Schilddrüsenentzündung kann der Autoimmunprozeß nicht aufgehalten werden. Es muß lediglich die hormonelle Minderleistung der entzündeten Schilddrüse durch Gabe von synthetischem Schilddrüsenhormon ausgeglichen werden. Die Behandlung entspricht daher der Therapie der Schilddrüsenunterfunktion (s. S. 73).

Die Verlaufsuntersuchungen bei allen Formen der Schilddrüsenentzündungen zielen darauf ab, eine ausgeglichene Schilddrüsen-Stoffwechsellage nachzuweisen und bei hormoneller Minderleistung der Schilddrüse den Hormonmangel durch Gaben von synthetischem Schilddrüsenhormon zu beseitigen.

Schilddrüsenunterfunktion

Ohne Schwung und immer müde durch Hormonmangel

Von der normalen zur verminderten Tätigkeit der Schilddrüse gibt es gleitende Übergänge. Bei einer Schilddrüsenunterfunktion ist die Versorgung der Körperzellen mit Schilddrüsenhormonen unzureichend (Abb. 17).

Neben den Schilddrüsenentzündungen hat die Schilddrüsenunterfunktion ihre Ursache meistens in einer Zerstörung oder einem Verlust von funktionstüchtigem Schilddrüsengewebe als Folge einer Schilddrüsenoperation, einer Radiojodbehandlung oder einer gestörten Hormonsynthese bei Überdosierung von Thyreostatika und anderen Medikamenten, die einen hemmenden Effekt auf die Schilddrüsenhormon-Produktion haben. Schließlich tritt sie auch als Folge eines extremen Jodmangels auf.

Die Schilddrüsenunterfunktion kann auch angeboren sein. Ursachen können ein Fehlen oder eine nicht typische Lage der Schilddrüse, angeborene Jodverwertungsstörungen, selten auch Einflüsse während der Schwangerschaft (wie Jodmangel in der Nahrung der Mutter oder Thyreostatikabehandlung einer Schilddrüsenüberfunktion während der Schwangerschaft) sein.

Neben der durch eine Störung der Schilddrüsenhormon-Produktion bedingten Unterfunktion gibt es auch seltene Unterfunktionen durch einen Mangel des stimulierenden Hormons TSH der Hirnanhangdrüse, die sog. sekundäre Form der Schilddrüsenunterfunk-

Schilddrüsenunterfunktion

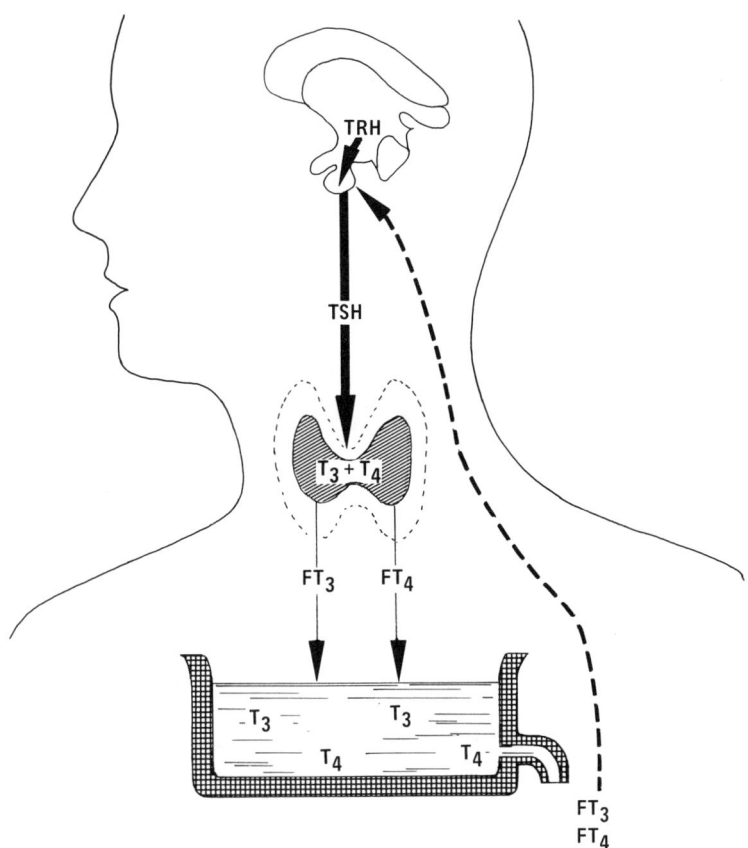

Abb. 17   „Primäre" Schilddrüsenunterfunktion durch Schädigung der Schilddrüse

tion (Abb. 18). Wie die seltenen Tumoren der Hirnanhangdrüse können auch funktionelle Störungen, z. B. in den Wechseljahren, vorübergehend die Leistung der Hirnanhangdrüse einschränken. Ohne ausreichende Stimulation durch das TSH der Hirnanhangdrüse vermindert sich der Basisstoffwechsel der Schilddrüse auf 10 bis 20% der Norm.

70 Schilddrüsenkrankheiten

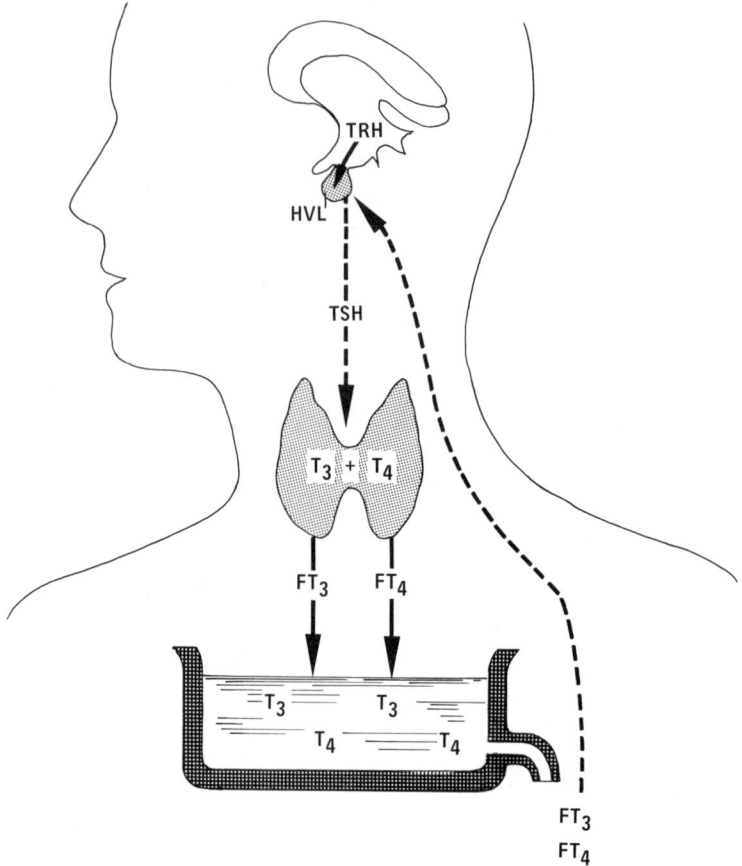

Abb. 18 „Sekundäre" Schilddrüsenunterfunktion durch Schädigung der Hirnanhangdrüse (HVL = Hypophysenvorderlappen)

Anzeichen der Schilddrüsenunterfunktion

Menschen mit einer Schilddrüsenunterfunktion fühlen sich leicht müde und lustlos und erscheinen der Umwelt gegenüber zu Unrecht als faul. Sie bewegen sich wenig und langsam, sind antriebslos und verwenden im Gespräch kaum Gesten.
Die Sprache ist verwaschen, weil die Sprechmuskeln nicht schnell genug arbeiten, und sie ist rauh, weil die Stimmbänder geschwollen und zu schnellen Schwingungen nicht mehr fähig sind.

Ihre Stimmung ist depressiv, das Denken fällt schwer und sie kommen nicht zu Entschlüssen. Sie fühlen sich unausgeglichen und innerlich nervös. Sie schlafen nachts schlecht, quälen sich herum und die Depression wird, besonders bei vorher schon depressiv Veranlagten, evtl. zum Hauptsymptom.
Menschen mit Schilddrüsenunterfunktion haben eine merkliche Konzentrationsschwäche und reagieren langsam. Sie leiden einerseits an Schlaflosigkeit und sind andererseits häufig schläfrig. Sie lieben keine Geselligkeit und zeigen eine allgemeine Interessenlosigkeit.
Im Säuglings- und Kleinkindesalter sind Leitsymptome einer Schilddrüsenunterfunktion Eß- und Trinkfaulheit, Verstopfung, übermäßiges Schlafbedürfnis, trockene, blasse Haut, verzögertes Wachstum, verzögerte Zahnanlage, große und dicke Zunge, Gelbsucht und gelegentlich ein Nabelbruch sowie eine Verlangsamung der Sehnenreflexe und eine allgemeine körperliche und geistige Trägheit.

Die angeborene Schilddrüsenunterfunktion kann wegen der anfänglich nur geringfügig oder gar nicht ausgeprägten Symptome während der ersten Lebensmonate leicht übersehen werden. Da die Schäden, vor allem hinsichtlich der geistigen Entwicklung, größtenteils nicht rückbildungsfähig sind, wenn nicht frühzeitig eine Behandlung eingeleitet wird, wurde in der Bundesrepublik Deutschland wie in anderen Ländern eine spezielle Untersuchung in den Katalog der Vorsorgeuntersuchungen Neugeborener aufgenommen.

Die Diagnose ist oft schwierig

Als zuverlässigste Möglichkeit zum Nachweis einer Schilddrüsenunterfunktion bei Neugeborenen hat sich die Bestimmung des TSH im Blut am 5. Tag nach der Entbindung noch während des Krankenhausaufenthaltes bewährt. Durch diese Suchmethode wird unter etwa 3000 Lebendgeburten in der Bundesrepublik ein Kind mit Schilddrüsenunterfunktion gefunden.
Etwa ein Drittel der Mütter von Kindern mit angeborener Schilddrüsenunterfunktion haben einen Kropf. Dies ist ein weiterer Grund für die Einführung der Jodsalzprophylaxe auch in der Bundesrepublik. Die Rate der Schilddrüsenunterfunktionen, vor allem diejenige der vorübergehenden angeborenen Unterfunktion liegt in den Ländern mit ausreichender Jodversorgung wesentlich niedriger.

Im Erwachsenenalter erlaubt der langsame, schleichende Beginn der Schilddrüsenunterfunktion ebenfalls selten eine Früherkennung.

Wenn man möchte und nicht kann: Leiden unter Langsamkeit

Der Patient mit einer Schilddrüsenunterfunktion klagt im Vergleich zum Ausmaß der Störungen ausgesprochen wenig. Dabei leidet er sichtlich unter seiner Langsamkeit, unter dem „Nicht-schneller-sein-Können".

Bei rückwirkender Betrachtung wundert man sich oft darüber, daß die Diagnose einer Schilddrüsenunterfunktion nicht schon längst gestellt wurde und daß die Kranken damit unnötig lange ohne Behandlung bleiben. Aber Patient und Angehörige empfinden die Veränderungen durch die Schilddrüsenunterfunktion, die sich in der Regel langsam ausbilden, meist nicht als „Krankheit", sondern besonders bei älteren Patienten als Ausdruck einer Alterung.

Vor allem im hohen Alter verläuft die Schilddrüsenunterfunktion oft atypisch, z. B. in Form einer körperlichen Schwäche, Verstopfung oder Schwellneigung. Oft sind auch nur Kälteempfindlichkeit, Depressionen und Schwerhörigkeit Ausdruck der Schilddrüsenunterfunktion.

Arbeitet die Schilddrüse zu wenig, werden Herz, Nieren, Leber und Verdauungstrakt sowie Nervensystem ungenügend mit Hormon versorgt. Dieser Hormonmangel kann zu Organveränderungen verschiedenster Art und Intensität führen.

Blutdruck, Pulsschlag, Blutfarbstoff und Blutzucker sinken ab. Die Körpertemperatur ist vermindert, das Kälteempfinden verstärkt. Selbst bei geringer Nahrungsaufnahme kommt es zu einer Gewichtszunahme.

Folgende, z. B. nicht als typisch anzusehende Beschwerden sollten auch bei alten Menschen u. a. an eine Schilddrüsenunterfunktion denken lassen: depressive Verstimmungen, Verlangsamungen sowie Konzentrations- und Gedächtnisstörungen, die oft fälschlicherweise zu einer Behandlung mit Antidepressiva oder ähnlichen Medikamenten führen.

Rheumatische Beschwerden können ebenfalls gelegentlich Ausdruck einer Schilddrüsenunterfunktion sein und werden oft mit Medikamenten behandelt, die ihrerseits einen Nebeneffekt auf die Schilddrüsenhormon-Produktion haben und damit die Unterfunktion der Schilddrüse verstärken können.

Erst die volle Ausprägung der Schilddrüsenunterfunktion ist leicht

zu erkennen: Die Augen sind klein, die Lidränder sind verdickt, das Gewebe um die Augen ist geschwollen. Die Haut des Körpers ist trocken, kühl, teigig und an den Handinnenflächen häufig schwielig. Das Körperhaar fällt aus. Achsel- und Schamhaare werden dünn.
Die Herztätigkeit ist langsam mit weniger als 60 Pulsschlägen pro Minute. Das Herz ist allseits vergrößert. Es finden sich alle Zeichen eines verlangsamten Stoffwechsels.
Für die Diagnose entscheidend ist – neben dem „Darandenken" durch den Arzt – der Nachweis eines erniedrigten Spiegels an T_4 im Blut und (bei der von der Schilddrüse ausgehenden primären Schilddrüsenunterfunktion) eines erhöhten Spiegels an TSH, der nach Stimulation mit dem übergeordneten Hormon TRH überschießend ansteigt, während dieser Anstieg bei der sekundären Form der Schilddrüsenunterfunktion ausbleibt (Abb. 21).
Da im Erwachsenenalter primäre Schilddrüsenunterfunktionen zu einem hohen Prozentsatz durch eine chronische Schilddrüsenentzündung entstehen, ist der Nachweis der Schilddrüsenantikörper im Blut oft von Bedeutung.
Erhöhte Werte des Blutfettes Cholesterin können ebenfalls einen Hinweis auf eine verminderte Schilddrüsen-Produktion geben.
Durch die Ultraschalluntersuchung der Schilddrüse wird das Schilddrüsengewebe hinsichtlich seiner Gewebsbeschaffenheit und durch die Szintigraphie hinsichtlich seiner Funktionstüchtigkeit untersucht.

Behandlung der Schilddrüsenunterfunktion

Mit Ausnahme der durch Medikamente (Thyreostatika) hervorgerufenen Schilddrüsenunterfunktion sind alle anderen Prozesse nicht rückbildungsfähig. Die Schilddrüsenunterfunktion bedarf daher in fast allen Fällen einer lebenslangen Behandlung mit Schilddrüsenhormon-Tabletten.

Hormontabletten helfen eindrucksvoll

Da auch die klinisch noch nicht erkennbare leichte Form einer Schilddrüsenunterfunktion heute durch die verfeinerte Labordiagnostik aufgedeckt werden kann und einen Risikofaktor bei der Entwicklung einer Gefäßverkalkung infolge hoher Blutfettwerte darstellt, ist es wichtig, bereits latente Schilddrüsenunterfunktionen schon vor ihrem kontinuierlichen Übergang in eine manifeste Schilddrüsenunterfunktion mit Schilddrüsenhormon zu behandeln. Das Ziel der Behandlung ist es, einen ausgeglichenen Stoffwechselzustand herbeizuführen und aufrechtzuerhalten.

Bei Säuglingen und Kleinkindern muß bei Nachweis oder hinreichendem Verdacht auf eine Schilddrüsenunterfunktion unverzüglich mit der Schilddrüsenhormon-Gabe begonnen werden. Je früher die Diagnose gestellt und die Behandlung eingeleitet wird, desto größer ist die Chance einer normalen körperlichen Entwicklung und einer befriedigenden geistigen Reifung.

Hormonbehandlung bei Babys niemals unterbrechen

Die vom Arzt empfohlene Behandlung muß konsequent durchgeführt werden und darf aus keinerlei Anlaß, auch nicht bei anderen Erkrankungen, wie z. B. einer Entzündung der oberen Luftwege oder einem Durchfall des Säuglings, unterbrochen werden. Die empfohlenen Kontrolltermine sollten unbedingt eingehalten werden, denn die Höhe der Schilddrüsenhormon-Dosis muß immer wieder der Entwicklung des Kindes angepaßt werden.

Sollte die verordnete Tagesdosis des Schilddrüsenhormons versehentlich zweimal gegeben worden sein, können vorübergehend Unruhe und Durchfälle auftreten. Ein Dauerschaden wurde bisher jedoch nicht beobachtet. Im allgemeinen muß man damit rechnen, daß die Schilddrüsenhormon-Einnahme lebenslang notwendig ist, da die fehlende, zu kleine oder nicht richtig funktionierende Schilddrüse nie wieder „normal" wird. Die regelmäßige Hormoneinnahme bietet daher die wichtigste Voraussetzung für eine normale körperliche und geistige Entwicklung.

Auch bei Erwachsenen mit einer erworbenen Schilddrüsenunterfunktion ergibt sich, unabhängig davon, ob die Ursache in einer primären oder sekundären Schilddrüsenunterfunktion liegt, nur eine Behandlungskonsequenz: die tägliche Einnahme von Schilddrüsenhormon-Tabletten.

Die Behandlung wird einschleichend mit kleiner Schilddrüsenhormon-Tagesdosis begonnen. Je schwerer das Krankheitsbild ist, desto niedriger wird die Anfangsdosis gewählt und desto langsamer die Dosis gesteigert.

Bei jüngeren Patienten mit kürzerer Erkrankungsdauer kann die Erhaltungsdosis, die in der Regel bei 100–200 Mikrogramm Levo-Thyroxin pro Tag liegt, in relativ kurzem Zeitraum von wenigen Wochen erreicht werden.

Schilddrüsenunterfunktion

Bei älteren Patienten, insbesondere bei schon lange bestehender Schilddrüsenunterfunktion, wird die Levo-Thyroxin-Dosis zunächst nur 12,5 oder 25 Mikrogramm pro Tag betragen und jeweils im Abstand von vier Wochen um 12,5 bzw. 25 Mikrogramm langsam erhöht.

Wird der Hormonmangel zu rasch behoben, kann es zu Herzbeschwerden infolge eines gesteigerten Sauerstoffbedarfs des Herzmuskels kommen. Ohne daß der Patient mehr körperliche Arbeit leistet, wird durch die künstliche Erhöhung der Schilddrüsenhormon-Spiegel eine Dauerbelastung des Herzmuskels verursacht.

Herzbeschwerden sind leicht zu vermeiden

Während der Herzgesunde dies ohne Beschwerden verträgt, kann es bei älteren Patienten mit Erkrankungen der Herzkranzgefäße zu Herzschmerzen (Angina pectoris) kommen. Der momentane Sauerstoffbedarf kann in Ruhe bei einer stärkeren Herzkranzgefäßverkalkung noch gedeckt werden, während bei Belastung oder bei zusätzlicher Schilddrüsenhormon-Gabe die notwendige Blut- und Sauerstoffzufuhr nicht mehr ausreichen.

Bei Patienten mit Erkrankungen der Herzkranzgefäße wird die Schilddrüsenunterfunktion nicht vollständig durch Gabe von Schilddrüsenhormon-Tabletten ausgeglichen, da Patienten mit einer noch leichten Schilddrüsenunterfunktion an ihrer Herzkrankheit wegen des verminderten Sauerstoffbedarfs im allgemeinen nicht leiden.

Die endgültige Dosis der Schilddrüsenhormon-Präparate wird in allen Fällen erst nach 3–6 Monaten erreicht, wobei jedoch ein Behandlungseffekt subjektiv und objektiv bereits sehr viel früher eintritt.

Engmaschige Kontrolluntersuchungen, etwa jeden Monat, sind notwendig, um einerseits Nebenwirkungen durch eine zu schnelle Stoffwechselsteigerung zu vermeiden und andererseits den oft ungeduldigen Patienten oder Angehörigen die Notwendigkeit der schrittweisen Anhebung der Schilddrüsenhormon-Dosis zu erklären.

Die Höhe der schließlich erforderlichen Erhaltungsdosis richtet sich nach dem Beschwerdebild und vor allem nach der Höhe der Konzentration des TSH im Serum, die bei den meisten Patienten mit einer mittleren Dosis von 150 Mikrogramm Levo-Thyroxin pro Tag zu normalisieren ist.

Bei diesem Vorgehen tritt eine künstlich durch die Schilddrüsenhormon-Tabletten verursachte Schilddrüsenüberfunktion nur in seltenen Fällen auf. Es wird dann die Behandlung vorübergehend abgesetzt und nach mehrtägiger Unterbrechung in niedrigerer Dosierung wieder aufgenommen.

Schwangerschaft und Stillzeit: besonders sorgfältige Behandlung

Während der Schwangerschaft und Stillzeit ist die Schilddrüsenhormon-Behandlung besonders sorgfältig durchzuführen, da sich diese Belastung ungünstig auf die Schilddrüsenunterfunktion auswirkt. Evtl. ist sogar eine Erhöhung der Schilddrüsenhormon-Dosis notwendig, zumal ein Schilddrüsenhormon-Mangel der Mutter gerade im ersten Drittel der Schwangerschaft das heranwachsende Kind gefährdet und zu einer Fehlgeburt führen kann.

Unter den erhöhten Östrogenspiegeln im Blut während der Schwangerschaft oder bei Einnahme der „Antibabypille", die ebenfalls Östrogene enthält, und bei der Behandlung von östrogenabhängigen Beschwerden in den Wechseljahren mit Östrogenen kommt es zu einer Vermehrung der Transporteiweißkörper für die Schilddrüsenhormone und damit zu einer vermehrten Bindung der Hormone, so daß schon allein aus diesem Grunde den Körperzellen weniger Hormone für die Stoffwechselregulation zur Verfügung stehen. Bei Einnahme von Östrogenen ist daher ebenso wie in der Schwangerschaft häufig eine Erhöhung der Schilddrüsenhormon-Dosis zum Ausgleich der Stoffwechsellage erforderlich.

Da sich eine Schilddrüsenunterfunktion nur selten normalisiert, ist im allgemeinen eine lebenslange Behandlung erforderlich. Die Behandlung ist in keiner Weise schädlich, da das in den Tabletten enthaltene Schilddrüsenhormon mit dem von der Schilddrüse produzierten Hormon identisch ist. Es handelt sich also um den Ersatz einer körpereigenen Substanz, die von der Schilddrüse gar nicht oder nicht in ausreichender Menge produziert werden kann.

Der menschliche Organismus verbraucht die in den Tabletten enthaltenen Hormone genauso wie die aus der Schilddrüse selbst stammenden Hormone. Auf keinen Fall darf ein Patient das Schilddrüsenhormon-Präparat eigenmächtig absetzen, auch nicht dann, wenn er an einer anderen Krankheit leidet und zusätzliche Medikamente einnehmen muß.

Die einfache und wirksame Behandlung einer Schilddrüsenunterfunktion steht und fällt mit der Zuverlässigkeit des Patienten und der Regelmäßigkeit der ärztlichen Langzeitkontrolle.

Der Hauptgrund für eine mangelhafte Langzeitbehandlung liegt in erster Linie bei den Patienten, die sich mit Teilerfolgen zufriedengeben und die von der Notwendigkeit einer lebenslangen Gabe von Schilddrüsenhormon bei Schilddrüsenunterfunktion nicht genügend unterrichtet worden sind. Oft meinen die Patienten, sie brauchen die Medikamente nicht mehr einzunehmen, wenn sie sich wieder gut fühlen.

Die lebenslang notwendige Behandlung verlangt viel Einsicht und Kooperation, die bei alten Menschen oft nicht vorhanden sind. Die Schilddrüsenunterfunktion selbst verstärkt bei Unterdosierung des Schilddrüsenhormons die unbefriedigende Zuverlässigkeit des Patienten durch Vergeßlichkeit und Gleichgültigkeit. Die mit der Krankheit verbundene Antriebsarmut führt dazu, daß Patienten mit Schilddrüsenunterfunktion auch im Verlauf der Behandlung nur selten von sich aus ärztliche Hilfe in Anspruch nehmen. Die Mithilfe einer Bezugsperson ist daher meistens unumgänglich.

Rückfall in den Dornröschenschlaf durch konsequente Behandlung vermeidbar

Im allgemeinen ist bei richtiger und dauerhafter Behandlung die Rückbildung der Zeichen einer Schilddrüsenunterfunktion eindrucksvoll. Die tägliche Einnahme von Schilddrüsenhormon führt sozusagen zu einem Erwachen wie aus einem „Dornröschenschlaf". Mit der Ankurbelung und Beschleunigung der Stoffwechselvorgänge nimmt auch die allgemeine Verlangsamung des Patienten ab. Die bei der Schilddrüsenunterfunktion das Bild beherrschenden Veränderungen wie Gleichgültigkeit, Stumpfheit, Inaktivität und Langsamkeit gehen durch die Behandlung zurück.

So erfolgreich die Behandlung zu Anfang ist, so schwierig und manchmal auch enttäuschend sieht das Ergebnis bei der Langzeitbehandlung aus. Erfahrungsgemäß gibt fast jeder zweite Patient mit Schilddrüsenunterfunktion die Behandlung mit Schilddrüsenhormon auf und erscheint nicht zu den regelmäßigen ärztlichen Kontrolluntersuchungen. Diese sind jedoch eine Garantie dafür, daß die Patienten bei der lebenslangen Dauerbehandlung die richtige Tablette in der richtigen Dosis einnehmen.

Jedem Patienten mit einer Schilddrüsenunterfunktion und seiner Bezugsperson muß daher die Notwendigkeit einer lebenslangen und nie zu unterbrechenden Behandlung mit Schilddrüsenhormon-Tabletten klar sein. Eine gute Kooperation zwischen Arzt und Patient und die Gewähr regelmäßiger, wenn auch in immer größeren Abständen durchgeführter Kontrolluntersuchungen sind Voraussetzung für eine dauerhafte und erfolgreiche Behandlung der Schilddrüsenunterfunktion. Bei rechtzeitiger und gut gesteuerter Behandlung kann ein Patient mit Schilddrüsenunterfunktion als bedingt „schilddrüsengesund" angesehen werden.

Nach Mangel-Ausgleich wieder froh und glücklich

Bei optimalem Ausgleich des Schilddrüsenhormon-Mangels berichten Patienten über eine volle körperliche Leistungsfähigkeit, Ausgeglichenheit, normalen Schlaf, Normalisierung des Körpergewichtes, der Haut- und Stimmqualität.

In der Ernährung sollte der Patient mit Schilddrüsenunterfunktion auf leichtverdauliche Kost und eine Einschränkung der Flüssigkeitszufuhr nur in der Anfangsphase der Erkrankung achten. Nach Ausgleich des Hormonmangels durch regelmäßige Einnahme der Schilddrüsenhormon-Tabletten ist dies nicht mehr erforderlich.

Kuren oder Urlaube in besonderen Gegenden können die Schilddrüsenunterfunktion nicht günstig beeinflussen. Alleinige Behandlung ist der ausreichende Ausgleich des Hormonmangelzustandes durch eine ausreichende Einnahme der Schilddrüsenhormon-Tabletten.

Schilddrüsenkrebs

Häufigkeit – Vorkommen – Vorbeugung

Während der Kropf, auch der Knotenkropf, eine sehr häufige Schilddrüsenkrankheit darstellt, sind Krebserkrankungen der Schilddrüse selten und betreffen nur 0,5% aller Erkrankungen an Krebs

Die Entstehung des Schilddrüsenkrebses ist ungeklärt wie die des Krebses anderer Organe auch. Gesichert ist lediglich der schädigende Einfluß von Röntgenstrahlen und anderen ionisierenden Strahlen auf die kindliche Schilddrüse. Derartige Verfahren werden heute nicht mehr angewendet.

Ferner wird diskutiert, ob die verlängerte und verstärkte Stimulation der Schilddrüse durch TSH in Kropfgebieten zu einem gesteigerten Vorkommen von Schilddrüsenkrebs führen kann.

Interessant sind in diesem Zusammenhang vergleichende Untersuchungen vor und nach Einführung des Jodsalzes in der Schweiz, die eine mit dem Gestaltwandel des Kropfes einhergehende Veränderung des Schilddrüsengewebes und eine Verschiebung des Schilddrüsenkrebses von den mehr bösartigen zu den mehr gutartigen Formen zeigten. Diese Beobachtung ist ein weiteres Argument für die Einführung der Jodsalzprophylaxe auch in der Bundesrepublik Deutschland.

<small>Jodsalz verringert auch das Krebsrisiko</small>

Wegen der häufigen Kropfknoten, die bei der Jodmangelsituation in der Bundesrepublik Deutschland immer wieder Anlaß für umfangreiche Schilddrüsenuntersuchungen sind, ist täglich von den betreuenden Ärzten die Entscheidung zu treffen, ob ein solcher durch Abtasten der Halsregion oder im Ultraschallbild bzw. im Szintigramm nachgewiesener Knoten operativ entfernt werden soll, weil sich möglicherweise dahinter ein Schilddrüsenkrebs verbirgt.
Für diese Entscheidung sind folgende Zahlen wichtig: Bezogen auf eine Bevölkerung von 1 Million haben nach den eingangs erwähnten Untersuchungen in der Bundesrepublik Deutschland durchschnittlich jeweils 150000 Menschen einen Kropf (Abb. 1). Von diesen Kropfträgern haben zwischen 30000 und 80000 einen Knoten in der Schilddrüse, entsprechend einer Häufigkeit von ca. 5%. Von diesen Knoten sind vor allem einzeln auftretende Knoten bei 2000–5000 Menschen pro 1 Million im Sinne eines Schilddrüsenkrebses entartet, entsprechend einer Häufigkeit von 0,2–0,5%.
Während jährlich in einer Bevölkerung von 1 Million Einwohnern in der Bundesrepublik ca. 25 Schilddrüsenkrebse neu entdeckt werden (0,0025%), sterben im gleichen Zeitraum nur 5 Einwohner pro 1 Million (0,0005%) an Schilddrüsenkrebs gegenüber 3500 pro Million für alle Krebsarten zusammen. Schilddrüsenkrebse stehen erst an 11. Stelle aller Krebstodesfälle.
Aus diesen Daten läßt sich folgendes ableiten: Während Schilddrüsenvergrößerungen im Sinne eines Kropfes die häufigste Erkrankung der Schilddrüse darstellen, ist der Schilddrüsenkrebs sehr selten. Hinzu kommt, daß die noch funktionstüchtigen Schilddrüsenkrebse sich nur wenig vom normalen Schilddrüsengewebe unterscheiden und daher einen oft gutartigen Verlauf nehmen.
Das führt immer wieder dazu, daß der Patient und oft auch der behandelnde Arzt einem Schilddrüsenknoten wenig Bedeutung beimessen. Ähnlich wie bei dem Krebs der Vorsteherdrüse des Mannes werden viele Schilddrüsenkrebse erst zufällig bei einer

Schilddrüsenoperation, die aus anderen Gründen durchgeführt wurde, entdeckt.

Neu auftretende Schilddrüsenknoten, vor allem einzelne Knoten bei Kindern sowie Schilddrüsenveränderungen bei vorausgegangener Bestrahlung im Halsbereich, sind eher bösartig entartet als lange unverändert bestehende knotige Kröpfe. Langsames Wachstum schließt jedoch einen Schilddrüsenkrebs nicht aus.

Gutartige Schilddrüsenknoten nehmen im Alter zu, während Schilddrüsenkrebs in allen Altersgruppen vorkommen kann. Da gutartige Schilddrüsenknoten bei Frauen häufiger sind als bei Männern, bedeutet vor allem bei jüngeren Männern das Auftreten eines Schilddrüsenknotens mit höherer Wahrscheinlichkeit, daß ein Schilddrüsenkrebs vorliegen kann. Das Auftreten eines Knotens bei einer älteren Patientin mit einem vorbestehenden Kropf ist dagegen weniger krebsverdächtig.

Eine Frühdiagnose des Schilddrüsenkrebses ist anhand von allgemeinklinischen Untersuchungskriterien selten möglich. Bei der Untersuchung der Schilddrüse ergänzen sich die Ultraschalluntersuchung und die Schilddrüsenszintigraphie, wobei im Ultraschallbild echoarme und im Szintigramm funktionslose, sog. „kalte" Knoten eher verdächtig auf eine bösartige Entartung sind.

Meist handelt es sich bei Schilddrüsenknoten jedoch um inaktive gutartige Knoten, bedingt durch Blutungen, Zystenbildungen, Verkalkungen und Entzündungen sowie bindegewebige Vernarbungen des Schilddrüsengewebes, die bei lange bestehendem Jodmangel als Erschöpfungsareale innerhalb der Schilddrüse entstehen.

Nicht jeder Kropfknoten ist krebsverdächtig

Bei etwa 90% der Patienten mit Schilddrüsenknoten ist aufgrund der heute zur Verfügung stehenden Diagnoseverfahren bei fehlender lokaler Beschwerdesymptomatik kein Anlaß zur operativen Abklärung gegeben. Nur in etwa 10% der Fälle ist aufgrund der Vorgeschichte, der körperlichen Untersuchung sowie entsprechender Befunde bei der Ultraschalluntersuchung, der Szintigraphie und vor allem der Feinnadelpunktion der Schilddrüse eine Indikation zur operativen Abklärung gegeben. Dabei wird im statistischen Mittel nur bei jedem vierten Patienten tatsächlich ein Schilddrüsenkrebs nachgewiesen.

Die jetzt in Jodmangelgebieten schwierige Abgrenzung eines Schilddrüsenkrebses gegenüber den sehr viel häufigeren gutartig veränderten Knotenkröpfen dürfte bei Senkung der Kropfrate

durch die Jodprophylaxe einfacher und frühzeitiger möglich sein, da die Zahl verdächtiger Knoten nach Ausgleich des Jodmangels in der Nahrung zusammen mit der Kropfhäufigkeit aufgrund der Erfahrung in unseren Nachbarländern deutlich abnehmen wird.
Bei kombinierter Anwendung aller hier besprochenen Kriterien kann ein erfahrener Arzt mit großer Sicherheit zwischen gutartigen und bösartigen Veränderungen im Bereich der Schilddrüse unterscheiden und hieraus folgendes ableiten: Wenn keine klinischen Verdachtskriterien vorhanden sind, und wenn durch die einfache Punktion der Schilddrüse gutartige Veränderungen nachgewiesen werden, kann bei fehlenden Beschwerden auf eine operative Abklärung verzichtet werden.

Behandlung des Schilddrüsenkrebses

Am Anfang der Behandlung steht bei allen Patienten mit Schilddrüsenkrebs die möglichst vollständige Entfernung der Schilddrüse durch eine Operation. Diese wird bei bekannter Diagnose sofort, bei zufälliger Entdeckung während einer Operation aus anderem Grund in einer zweiten Sitzung wenige Tage nach der ersten Operation durchgeführt.
Mit der Operation werden grundsätzlich zwei Ziele verfolgt: einmal die völlige Entfernung des Schilddrüsenkrebses, der nur mikroskopisch erkennbar auch in scheinbar gesundes Gewebe Tochtergeschwülste abgesiedelt haben kann; zum anderen die vollständige Beseitigung des normalen Schilddrüsengewebes und damit die Schaffung von guten Voraussetzungen für eine nachfolgende Strahlenbehandlung mit radioaktivem Jod.
Eine solche Radiojodbehandlung sollte etwa 2–3 Wochen nach der Operation zur Ausschaltung des restlichen Schilddrüsengewebes erfolgen, das bei der Operation im allgemeinen nicht vollständig entfernt werden kann. Radiojod dient auch zur Aufdeckung eventueller funktionstüchtiger Tochtergeschwülste und deren Bestrahlung.
Bis zu dieser Maßnahme wird keine Nachbehandlung mit Schilddrüsenhormon durchgeführt.
Werden jodspeichernde Herde in Form von zurückgebliebenem Schilddrüsengewebe oder von Absiedlungen entdeckt, so schließen

sich ein bis mehrere Radiojodgaben in etwa 3monatigen Abständen bis zur völligen Ausschaltung des funktionstüchtigen Schilddrüsengewebes an. Im Anschluß an die Radiojodtherapie wird im Abstand von 4–6 Wochen gelegentlich auch eine zusätzliche Bestrahlung von außen her auf die Schilddrüsenregion angeschlossen.

Oft ist sogar „Heilung" möglich

Ein Schilddrüsenkrebs, der von der Schilddrüsenzelle selbst ausgeht, kann durch eine Operation und anschließende Radiojodbehandlung oft „geheilt" werden.

Es gibt nur wenige besonders bösartige Krebsformen, deren Verlauf ungünstig ist. Die Behandlung von solchen Schilddrüsenkrebsformen, die in ihrer Struktur weitgehend von dem Aufbau der Schilddrüsenzelle abweichen, beschränkt sich meist auf eine äußere Bestrahlung und symptomatische Maßnahmen.

Zwischen den Radiojodbehandlungen und auch nach deren Abschluß sowie nach anderen Behandlungsmaßnahmen ist eine hochdosierte Behandlung mit Schilddrüsenhormon-Tabletten in einer Dosis von 300–400 Mikrogramm Levo-Thyroxin pro Tag erforderlich, um einerseits den Hormonmangel nach Entfernung der Schilddrüse auszugleichen und um andererseits jeden Wachstumsreiz durch das übergeordnete TSH auszuschalten.

Eine Unterbrechung der Einnahme von Schilddrüsenhormon-Tabletten ist lediglich vor einer beabsichtigten Kontrolluntersuchung mit Hilfe einer Szintigraphie gestattet, wobei vorübergehend das Levo-Thyroxin durch Levo-Trijodthyronin ersetzt wird. Levo-Trijodthyronin wird vom Körper rascher abgebaut, so daß der Patient nicht zu lange ohne Schilddrüsenhormon zu sein braucht.

Neben Kontrollen mit Hilfe der Szintigraphie sind Blutuntersuchungen zur Prüfung, ob funktionstüchtiges Schilddrüsengewebe vorhanden ist, erforderlich.

Die Behandlung des Schilddrüsenkrebses ist immer eine Gemeinschaftsaufgabe für Internisten, Chirurgen und Strahlentherapeuten, die einen gemeinsamen Therapieplan sorgfältig abstimmen. Die Zahl der Nachuntersuchungen und das Ausmaß der dabei durchzuführenden Maßnahmen werden individuell festgelegt.

Bei optimaler Therapie werden im Mittel 85–90% der Patienten mit den häufigsten, von den Schilddrüsenzellen selbst ausgehenden Schilddrüsenkrebsen „geheilt", während bei den selteneren Formen die Überlebenschance geringer ist. Bei diesen Überlebensraten spielen das Alter des Patienten und die Ausbreitung des Krebses zum Zeitpunkt der ersten Behandlungsmaßnahme eine wesentliche Rolle.

Unter der Behandlung mit Schilddrüsenhormon kann ein Patient, der wegen eines Schilddrüsenkrebses operiert und bestrahlt wurde, genau wie ein Patient, der wegen einer Schilddrüsenunterfunktion mit Schilddrüsenhormon behandelt wird, ein normales Leben ohne jede Einschränkung führen. Die ein- oder mehrmalige tägliche Einnahme von Schilddrüsenhormon-Tabletten bietet einen vollwertigen Hormonersatz.

Da aber anders als bei Patienten, die noch funktionstüchtiges Schilddrüsenrestgewebe haben, die „Feinregulation" einer bedarfsorientierten Versorgung mit Schilddrüsenhormonen fehlt, kann eine gewisse Einschränkung der körperlichen und psychischen Stabilität auftreten. In Beruf und Familie sollten daher extreme Belastungssituationen vermieden werden.

Untersuchungsmethoden

Oft wird die schilddrüsenspezifische Vorgeschichte anhand eines schematisierten Fragebogens erfaßt, den der Patient z. T. vor der Untersuchung im Wartezimmer beantwortet (Abb. 19).

Für die Diagnose der aktuellen Schilddrüsenfunktion muß der Arzt wissen, welche Schilddrüsenkrankheit und welche Therapie vorausgegangen sind. Nicht nur Zeitpunkt und Dauer, sondern auch die genaue Dosierung des betreffenden Medikamentes und das Ausmaß der vorausgegangenen Behandlung werden erfragt. Außergewöhnliche Belastungen mit Jod, vor allem durch jodhaltige Röntgenkontrastmittel und Medikamente, sind besonders bei Beschwerden und Symptomen, die an eine Schilddrüsenüberfunktion denken lassen, vom Arzt in Erfahrung zu bringen. Diese Informationen sind von Bedeutung für die Interpretation von Laboratoriumsbefunden und für die individuelle Behandlung.

Der Arzt muß ferner auf Medikamente achten, die einen Einfluß auf die Schilddrüsenfunktion haben können. Bei Frauen im fortpflanzungsfähigen Alter muß bekannt sein, ob eine Schwangerschaft vorliegt. Die Einnahme östrogenhaltiger Antibabypillen

Fragebogen zur Schilddrüsendiagnostik

Bitte beide Spalten beantworten! (Zutreffendes bitte ankreuzen bzw. angeben)

Haben Sie Beschwerden im Halsbereich? Welche (z. B. Kloßgefühl, Schmerzen, Luftnot, Schluckbeschwerden, Heiserkeit)? ______ ja ☐ nein ☐

Haben Sie eine vergrößerte oder knotige Schilddrüse? Bekannt seit? ______ ja ☐ nein ☐

Ist bei einem Familienmitglied eine Erkrankung der Schilddrüse bekannt? Welche? ______ ja ☐ nein ☐

Wurde bei Ihnen schon einmal die Schilddrüse untersucht? ja ☐ nein ☐

Wann zum ersten Mal? ______ Wo? ______

Wann zuletzt? ______ Wo? ______

Diagnose: ______

Behandlung durch Operation: ja ☐ nein ☐ Wann? ______

mit Radiojod: ja ☐ nein ☐ Wann? ______

mit Medikamenten: ja ☐ nein ☐ Wann? ______

Präparate:

______ Dosis: ______ von: ______ bis: ______

______ Dosis: ______ von: ______ bis: ______

______ Dosis: ______ von: ______ bis: ______

Wenn Sie an folgenden Beschwerden leiden, geben Sie bitte an, seit wann das der Fall ist (seit Wochen, Monaten, Jahren, schon immer):

	ja	nein	Zeitraum:		ja	nein	Zeitraum:
Haben Sie an Körpergewicht abgenommen? Um wieviel kg?	☐	☐		Haben Sie an Körpergewicht zugenommen? Um wieviel kg:	☐	☐	
Neigen Sie ständig zu Schwitzen?	☐	☐		Ist in den letzten Monaten Ihre Haut trockener geworden?	☐	☐	
Sind Sie in den letzten Wochen/Monaten innerlich unruhiger geworden?	☐	☐		Sind Sie in den letzten Monaten zunehmend träger geworden?	☐	☐	
Haben Sie gelegentlich auftretendes Herzjagen?	☐	☐		Sind Sie müder, langsamer geworden?	☐	☐	
Sind Sie eher wärmeempfindlich?	☐	☐		Frieren Sie leicht an Händen und Füßen?	☐	☐	
Besteht in der letzten Zeit ein vermehrter Stuhlgang?	☐	☐		Leiden Sie zunehmend unter Verstopfung?	☐	☐	
Haben Sie Beschwerden an den Augen? Welche? (z. B. Augentränen, geschwollene Lider, verschwommenes Sehen, Doppelbilder, hervorgetretene Augen, Augenjucken, Sonstiges)?	☐	☐		Für Frauen: Nehmen Sie die „Pille" oder andere weibliche Hormone (Östrogene)? Präparat? ______	☐	☐	
Wird im Haushalt jodhaltiges Speisesalz verwendet?	☐	☐		Datum der letzten Regelblutung ______ Besteht eine Schwangerschaft	☐	☐	unbekannt ☐

Bitte geben Sie alle Medikamente an, die Sie z. Z. einnehmen (einschließlich Dosis):

Geben Sie weitere Beschwerden und Krankheiten an, an denen Sie leiden:

Vorangegangene Röntgenuntersuchungen (wann, welche?): ______

Frühere nuklearmedizinische Untersuchungen mit radioaktiven Substanzen: ______

Wurde früher eine Strahlentherapie durchgeführt? ☐ ja ☐ nein Grund: ______

Frühere Behandlungen mit radioaktiven Substanzen: ______

Abb. 19 Muster eines Fragebogens, den der Patient für die Schilddrüsenuntersuchung ausfüllt (aus *P. Pfannenstiel:* Diagnostik und Therapie von Schilddrüsenkrankheiten, Grosse, Berlin 1985)

kann für die Interpretation der Laboratoriumswerte ebenfalls wichtig sein.

Da der Anwesenheit oder Abwesenheit einer Struma sowie ihrer Größe und Beschaffenheit zunächst keine Bedeutung für die Funk-

tion der Schilddrüse zukommt, werden gezielte Fragen zur ersten Beurteilung der Stoffwechsellage und ihres Schweregrades an den Patienten gestellt.
Nach Erhebung der Vorgeschichte und einer körperlichen Untersuchung des Patienten folgen technische Untersuchungsverfahren. Hierbei sind zu unterscheiden: Untersuchungen des Blutes und Untersuchungen, die direkt am Patienten erfolgen, z. B. die Abbildung der Schilddrüse. Die modernen Möglichkeiten der Schilddrüsendiagnostik sind zwar kompliziert, für den Patienten aber weder belastend noch schmerzhaft.

Grundumsatz

Der Grundumsatz ist ein Maß für den Energiestoffwechsel des Körpers. Ist der Stoffwechsel in den Körperzellen erniedrigt oder erhöht, weil ein Mangel bzw. ein Überschuß an Schilddrüsenhormonen vorliegt, ändern sich die Mengen des eingeatmeten Sauerstoffs und des ausgeatmeten Kohlenstoffs.
Die Bestimmung des Verhältnisses zwischen Sauerstoffeinatmung und Kohlenstoffausatmung ist ein indirektes Maß für die Schilddrüsenfunktion.
Bei der Schilddrüsenüberfunktion läuft der Grundumsatz auf Hochtouren, bei der Schilddrüsenunterfunktion ist er stark gedrosselt. Häufig hört man von Patienten, daß sie eine „Überfunktion der Schilddrüse von 35%" hätten. Dies ist eine wenig aussagekräftige Angabe, da die Grenze zu krankhaften Werten so scharf nicht zu ziehen ist.
Da zur optimalen Durchführung der Grundumsatzbestimmung, deren Normalwerte zwischen −5 und +30% liegen, ein großer technischer Aufwand notwendig ist, wird dieses Verfahren heute kaum noch angewandt.

Cholesterinspiegel im Blut

Ein Mangel an Schilddrüsenhormon führt zu einer stärkeren Hemmung des Abbaus und der Ausscheidung des Blutfettes Cholesterin.

Bei der Unterfunktion der Schilddrüse ist der Cholesterinspiegel im Blut in Abhängigkeit vom Lebensalter im allgemeinen auf Werte von über 300 mg pro 100 ml Blut erhöht. Bei Schilddrüsenüberfunktion hat ein erniedrigter Cholesterinspiegel im Einzelfall keine diagnostische Bedeutung.
Da der Cholesterinwert in erster Linie etwas über den Fettstoffwechsel aussagt, sind Abweichungen von der Norm, die nicht durch Schilddrüsenfunktionsstörungen bedingt sind, häufig.

Thyroxinspiegel im Blut

Zur direkten Bestimmung des Gesamt-Thyroxins (T_4) im Serum stehen heute zahlreiche laborchemische Methoden zur Verfügung, die mit großer Genauigkeit den Spiegel des Schilddrüsenhormons erfassen.
Bei dem sog. „T_4-Test" liegt der Normbereich zwischen 5 und 12 Mikrogramm T_4 pro 100 ml Blut. Bei der Schilddrüsenüberfunktion ist der T_4-Spiegel erhöht, bei der Schilddrüsenunterfunktion erniedrigt (Abb. 20).
Ein normaler T_4-Spiegel ist vereinbar mit einer gesunden Schilddrüse, einem Kropf mit ausgeglichener Stoffwechsellage, Frühstadien verschiedener Schilddrüsenkrankheiten (die später in eine Schilddrüsenüber- oder -unterfunktion übergehen können), mit behandelten Schilddrüsenüberfunktionen bzw. -unterfunktionen. Auch der Schilddrüsenkrebs geht in der Regel mit einer ausgeglichenen Stoffwechsellage einher.
Eine häufige Störquelle sind Veränderungen in der Bindung der Schilddrüsenhormone durch die Transporteiweißkörper im Serum. Daher ist oft die Ermittlung der Konzentrationen an freien Schilddrüsenhormonen erforderlich, deren Spiegel von der Hormonbindung im Serum unbeeinflußt bleibt (Abb. 20).
Bei den indirekten Verfahren zur Bestimmung des freien Thyroxins (FT_4) werden die noch freien Bindungsplätze (Abb. 20) am Trägereiweiß gemessen. Hierfür dient der sog. „T_3-Test". Neuerdings ist es durch die direkte Bestimmung der freien, nicht an das Transporteiweiß gebundenen Hormone im Blut möglich geworden, die freie Schilddrüsenhormon-Konzentration als Zwischenglied zwischen Schilddrüse und den Körperzellen zu messen (Abb. 20).

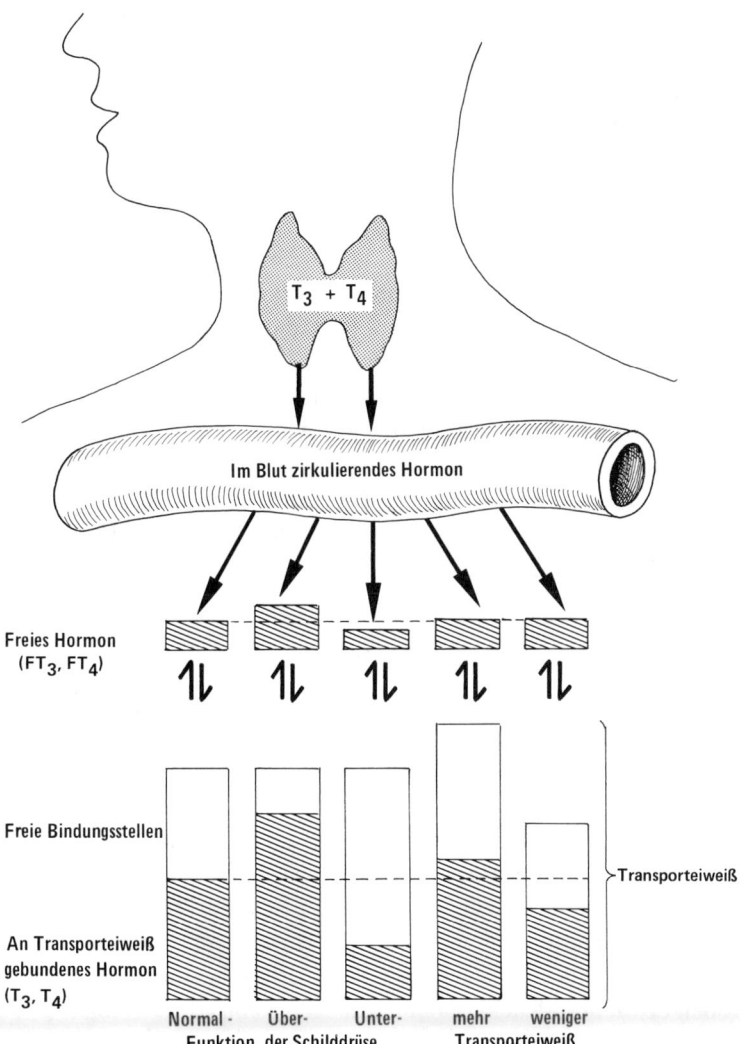

Abb. 20 Änderung der Schilddrüsenhormonspiegel bei verschiedenen Funktionszuständen der Schilddrüse bzw. bei verschiedenen Bindungskapazitäten im Serum

Trijodthyroninspiegel im Blut

Die Bestimmung des gebundenen oder freien Trijodthyronins (T_3 oder FT_3) im Blut ergibt grundsätzlich ähnliche Ergebnisse wie die Bestimmung des T_4 (Abb. 20). Die zusätzliche Bestimmung des

zweiten Schilddrüsenhormons T_3 im Serum (sog. T_3-RIA) besitzt in erster Linie dann diagnostische Bedeutung, wenn eine gesteigerte Hormonproduktion in einer isolierten Erhöhung dieses zweiten Schilddrüsenhormons im Blut zum Ausdruck kommt.
Bei einer Schilddrüsenüberfunktion findet man regelmäßig erhöhte T_3-Werte, die im Verhältnis zum T_4-Spiegel meist deutlich höher liegen.
Erniedrigte T_3-Spiegel haben diagnostisch kaum Bedeutung, da sie außer bei einer Schilddrüsenunterfunktion (und auch hier nicht immer) bei chronisch schwerkranken und älteren Patienten vorkommen können (Abb. 6).
Vor allem bei der Beurteilung der Stoffwechsellage während der Einnahme von Schilddrüsenhormon eignet sich die Bestimmung des Blutspiegels von T_3, der eigentlichen Wirkform der beiden Schilddrüsenhormone, zur Abschätzung der Stoffwechsellage. Wichtig ist es, daß die letzte Hormoneinnahme 24 Stunden vor der Blutuntersuchung erfolgt ist.

TRH-Test

Die verfeinerte Labordiagnostik von Schilddrüsenkrankheiten beruht auf der Tatsache, daß bei den verschiedenen Erkrankungen dieses Organs das ausgewogene Verhältnis zwischen den im Blut zirkulierenden Schilddrüsenhormonen und der Stimulation durch das TSH der Hirnanhangdrüse gestört ist (Abb. 8).
So führt eine vermehrte Aktivität der Schilddrüse, z.B. bei den Schilddrüsenautonomien oder bei der Basedowschen Krankheit, zu einer überhöhten Abgabe von Schilddrüsenhormon. Durch den oben erwähnten Rückkoppelungsmechanismus ist die Abgabe von TSH unterdrückt (s. S. 13).
Die Messung des TSH im Serum vor und nach Stimulation durch das übergeordnete Hormon TRH hat sich in den letzten Jahren zum wichtigsten Schilddrüsenfunktionstest entwickelt (Abb. 21).
Zunächst wird Blut abgenommen, um den TSH-Spiegel im Serum zu bestimmen. Durch die gleiche, bereits in der Vene liegende Kanüle wird das synthetisch hergestellte TRH injiziert. TRH kann auch als Nasenspray oder in einer Tablette verabreicht werden. Durch TRH kommt es zu einer Ausschüttung von TSH aus den

Untersuchungsmethoden 89

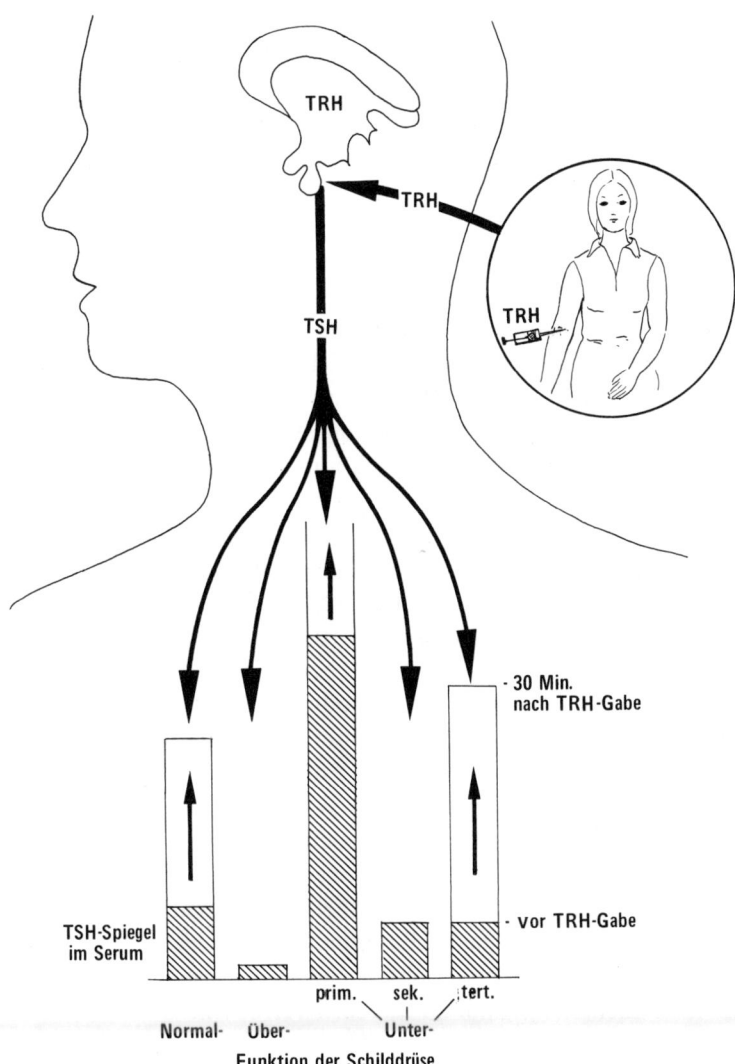

Abb. 21   Prinzip des TRH-Testes

Vorderlappenzellen der Hirnanhangdrüse, die je nach Art der TRH-Gabe zu bestimmten Zeiten nach der Stimulation ihr Maximum erreicht – nach der Injektion des TRH in die Blutbahn z. B. nach einer halben Stunde.

Bei der Beurteilung des Testergebnisses wird der Anstieg des TSH dem TSH-Ausgangswert gegenübergestellt (Abb. 21).

Wird das TRH mit einem Nasenspray verabreicht, treten die Unverträglichkeitserscheinungen bei der Injektion des TRH (Wärme- und Hitzegefühl, flüchtige Übelkeit, Herzklopfen, Schwindel, Kopfdruck sowie Harndrang) seltener auf.

In jedem Fall ist der TRH-Test praktisch sehr einfach durchzuführen und für den Patienten nicht belastend oder gefährlich.

Ein fehlender Anstieg des TSH nach TRH-Stimulation spricht für eine Unterdrückung des Regelkreises Hirnanhangdrüse – Schilddrüse sowohl bei scheinbar ausgeglichener Stoffwechsellage mit noch normalen T_3- und T_4-Werten im Serum (als Ausdruck einer Frühform einer Schilddrüsenüberfunktion) als auch bei klinisch ausgeprägter Schilddrüsenüberfunktion mit erhöhten T_3- und/oder T_4-Werten (Abb. 15 und 16).

Ein negativer TRH-Test findet sich außerdem bei ausreichender Behandlung mit Schilddrüsenhormonen (Abb. 13).

Eine überschießende Ausschüttung von TSH nach TRH-Gabe findet sich bei normalen T_3- und T_4-Werten als Ausdruck einer latenten Schilddrüsenunterfunktion, z. B. bei einer beginnenden Schilddrüsenentzündung, ausgeprägtem Jodmangel, Überdosierung von Thyreostatika. Bei klassischer primärer Schilddrüsenunterfunktion ist der TSH-Spiegel bereits bei der Ausgangsuntersuchung erhöht und steigt nach TRH-Gabe überschießend an (Abb. 17).

Der klinisch wichtigste Anwendungsbereich des TRH-Testes ist der Ausschluß einer Schilddrüsenfunktionsstörung. Gerade in Jodmangelgebieten kann dies außerordentlich wichtig sein, da in vielen lange bestehenden Jodmangelkröpfen in unterschiedlicher Menge autonomes Schilddrüsengewebe nachzuweisen ist, vor allem bei älteren Patienten mit knotig veränderten Kröpfen

Ein negativer TRH-Test ist für die Wahl der Behandlung des Kropfes von Bedeutung. Beginnende bzw. sehr leichte Schilddrüsenüberfunktionen können durch einen negativen TRH-Test bereits erfaßt werden, wenn die Zeichen dieser Funktionsstörung noch nicht vorhanden sind und die Schilddrüsenhormon-Konzentrationen im Serum noch scheinbar im Normalbereich liegen (Abb. 14).

Der TRH-Test hat daher seine Hauptbedeutung für die Früherkennung einer verminderten oder vermehrten Schilddrüsenhormon-Produktion, dagegen weniger Bedeutung für die Verlaufsuntersuchungen bei einer Behandlung der Schilddrüsenüberfunktion oder eines Kropfes.

Schilddrüsenantikörper

Von den heute bekannten sechs Antikörpern gegen die Schilddrüse hat in der praktischen Medizin vor allem die Bestimmung der mikrosomalen Antikörper und der Thyreoglobulinantikörper eine Bedeutung. Obwohl die Schilddrüsenantikörper bei zahlreichen Erkrankungen der Schilddrüse und auch bei Gesunden vorkommen, können die Bestimmungen dieser Antikörper dennoch wesentlich zur Diagnose beitragen, besonders wenn man die Höhe des Antikörperspiegels berücksichtigt.

Hohe Antikörperspiegel sprechen für eine chronische Entzündung der Schilddrüse (Hashimoto-Thyreoiditis), niedrige Titer finden sich bei der Basedowschen Krankheit.

Bei der Basedowschen Krankheit können neuerdings auch die dieser Erkrankung zugrunde liegenden stimulierenden Antikörper im Blut nachgewiesen werden (Abb. 16). Ihr Nachweis hat für die Erstdiagnose und für die Verlaufsuntersuchung Bedeutung. Einerseits kann die Basedowsche Krankheit gegenüber der Schilddrüsenautonomie (Abb. 14 und 15), bei der diese Antikörper fehlen, abgegrenzt werden. Andererseits können im Verlauf einer Behandlung mit Thyreostatika der Eintritt der Selbstheilung und Abfall der Spiegel an stimulierenden Antikörpern festgestellt werden. Da diese stimulierenden Antikörper in der Schilddrüse gebildet werden und nicht immer in die Blutbahn gelangen, ist der Wert dieser Untersuchungsmethode eingeschränkt.

Da die steigende Zahl von Untersuchungsanforderungen zur Sicherung oder zum Ausschluß einer Schilddrüsenerkrankung bzw. von Verlaufsuntersuchungen bei der Behandlung von Schilddrüsenerkrankungen einen rationellen Einsatz der zahlreichen zur Verfügung stehenden Laboratoriumsverfahren erforderlich macht, werden die verschiedenen Verfahren vom Arzt stufenweise eingesetzt.

Verfahren zur Abbildung der Schilddrüse

Für die Untersuchung des Schilddrüsengewebes selbst setzt sich die Ultraschalluntersuchung als einfachstes Verfahren zunehmend durch.

Ultraschalluntersuchung
Bei dieser sog. Sonographie (lat. sonus = Ton; griech. graphein = schreiben) arbeitet man mit Ultraschallwellen, die den Körper nicht belasten und darum beliebig oft angewendet werden können.
Das gesunde Schilddrüsengewebe hat eine charakteristische Struktur im Ultraschallbild. Mit der Sonographie ist es wie mit keiner anderen Methode möglich, Lage, Form, Größe und damit auch das Gewicht der Schilddrüse oder von Anteilen der Schilddrüse zu bestimmen (Abb. 22).
Die diffus vergrößerte Schilddrüse, der Kropf, zeigt das Gewebsmuster der gesunden Schilddrüse. Dagegen findet man bei der Basedowschen Krankheit und bei der chronischen Schilddrüsenentzündung eine ausgedehnte, das ganze Organ betreffende Armut der Ultraschallechos (Abb. 22).
Ein autonomer Knoten der Schilddrüse stellt sich meist als umschriebener echoarmer Knoten innerhalb eines normalen Gewebsmusters der Schilddrüse dar.
Bei echofreien Knoten handelt es sich mit großer Wahrscheinlichkeit um Zysten, z. B. nach Einblutungen in die Schilddrüse.
Bei starkem Echo mit dahinterliegender Schallauslöschung handelt es sich um Kalkeinlagerungen, die in verschiedener Verteilung, Größe und Form in lange bestehenden Kröpfen vorkommen.
Im Vergleich zum gesunden Schilddrüsengewebe echoreichere Knoten entsprechen in der Regel den im Kropfgebiet häufigen Knoten als Endzustand des durch den Jodmangel eingeleiteten Gewebeumbaues. Bei den zum umliegenden Schilddrüsengewebe im Vergleich echoärmeren Knoten handelt es sich neben autonomen Knoten gelegentlich auch um einen Schilddrüsenkrebs, so daß in diesen Fällen immer eine Punktion (s. S. 96) der Knoten erforderlich ist.

Untersuchungsmethoden 93

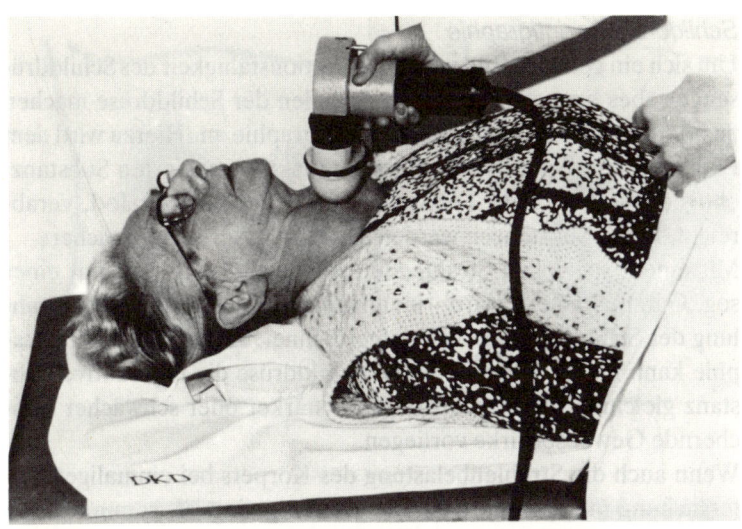

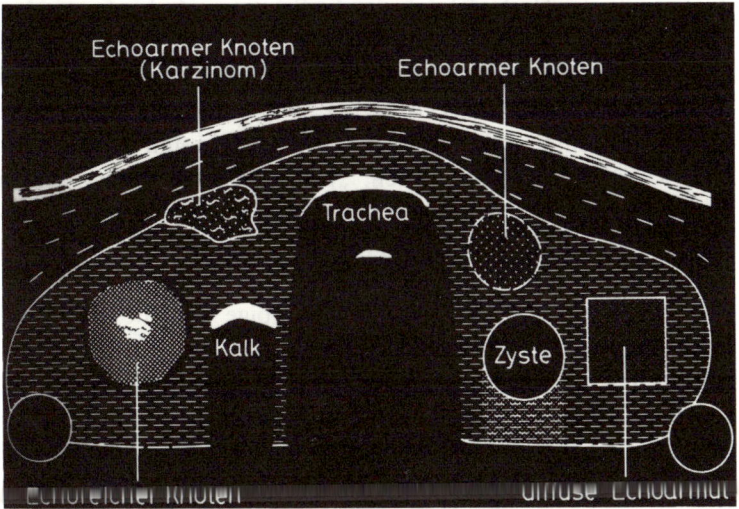

Abb. 22 Schematische Darstellung verschiedener Ultraschallmuster im Bereich der Schilddrüse: Unter der Haut in der echoarmen Halsmuskulatur findet sich das dichte feingranulierte Echomuster des normalen Schilddrüsengewebes. Bei Erkrankungen der Schilddrüse sind diffuse oder lokalisierte Änderungen des Echomusters möglich. Die diffuse Echoarmut findet sich bei Morbus Basedow und Autoimmunthyreoiditis. Echofreie Knoten mit dahinterliegender Schallverstärkung entsprechen einem mit Flüssigkeit gefüllten Hohlraum im Sinne einer Schilddrüsenzyste. Echoreiche Knoten, z.T. mit einem komplexen Muster (z.T. flüssige Strukturen, z.T. Verkalkungen) entsprechen meist gutartigen Veränderungen der Schilddrüse. Echoarme Knoten entsprechen Gewebe, das gutartig, autonom umgewandelt oder bösartig sein kann (aus *R. Maier:* Sonographie der Schilddrüse. Schattauer, Stuttgart 1984)

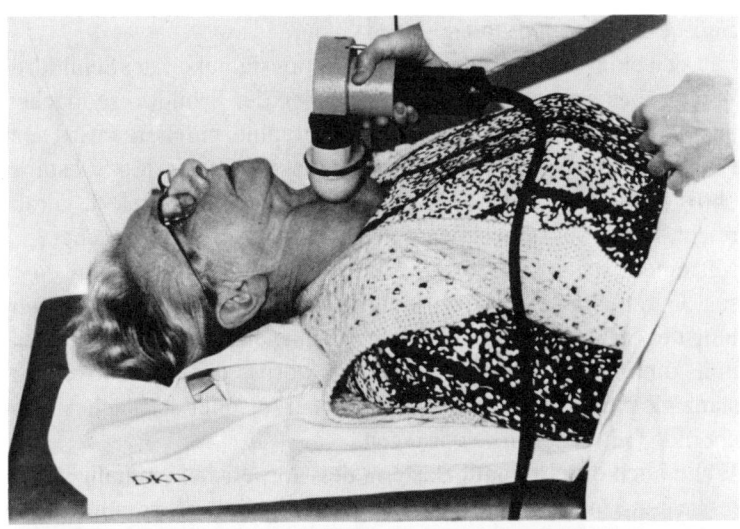

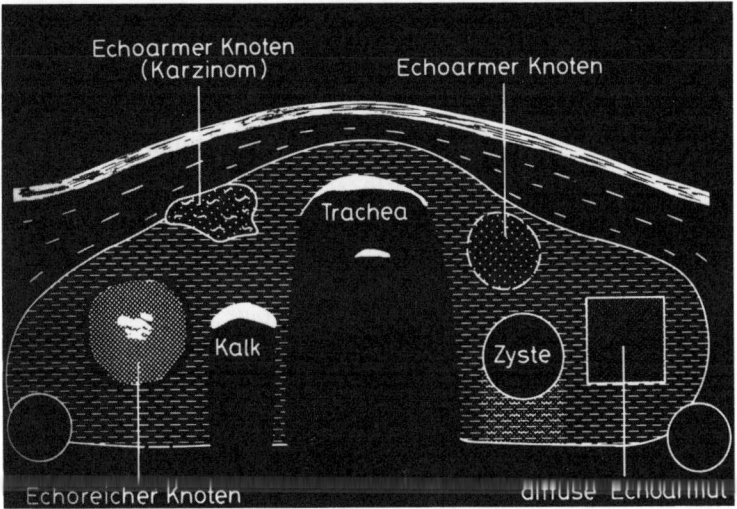

Abb. 22 Schematische Darstellung verschiedener Ultraschallmuster im Bereich der Schilddrüse: Unter der Haut in der echoarmen Halsmuskulatur findet sich das dichte feingranulierte Echomuster des normalen Schilddrüsengewebes. Bei Erkrankungen der Schilddrüse sind diffuse oder lokalisierte Änderungen des Echomusters möglich. Die diffuse Echoarmut findet sich bei Morbus Basedow und Autoimmunthyreoiditis. Echofreie Knoten mit dahinterliegender Schallverstärkung entsprechen einem mit Flüssigkeit gefüllten Hohlraum im Sinne einer Schilddrüsenzyste. Echoreiche Knoten, z. T. mit einem komplexen Muster (z. T. flüssige Strukturen, z. T. Verkalkungen) entsprechen meist gutartigen Veränderungen der Schilddrüse. Echoarme Knoten entsprechen Gewebe, das gutartig, autonom umgewandelt oder bösartig sein kann (aus *R. Maier:* Sonographie der Schilddrüse. Schattauer, Stuttgart 1984)

Schilddrüsenszintigraphie

Um sich ein genaues Bild von der Funktionsfähigkeit des Schilddrüsengewebes bzw. von einzelnen Anteilen der Schilddrüse machen zu können, wendet man die sog. Szintigraphie an. Hierzu wird dem Patienten eine Spurendosis einer radioaktiv markierten Substanz, entweder radioaktives Technetium oder radioaktives Jod, verabreicht. Diese Substanzen werden in der Schilddrüse gespeichert. Mit einem speziellen Strahlendetektor, heute meistens mit einer sog. Gammakamera, wird – im allgemeinen im Liegen – die Strahlung der Schilddrüse bildlich aufgezeichnet. Anhand der Szintigraphie kann man erkennen, ob die Schilddrüse die radioaktive Substanz gleichmäßig speichert oder ob stärker oder schwächer speichernde Gewebsbezirke vorliegen.

Wenn auch die Strahlenbelastung des Körpers bei einmaliger Untersuchung mit radioaktiven Substanzen gering ist, summiert sich diese, wenn zur Verlaufskontrolle die Szintigraphie häufig wiederholt wird.

Bei knotig veränderten Schilddrüsen kann die Szintigraphie drei typische Ergebnisse haben (Abb. 23):

Es kann sich ein funktionsloser, d. h. „kalter" Knoten als Ausdruck eines Gewebsuntergangs finden. „Kalte" Knoten finden sich in über der Hälfte aller knotig veränderten Kröpfe, jedoch sind hiervon weniger als 5% bösartig entartet. Meist handelt es sich um die sonographisch gut erkennbaren, inaktiven, gutartigen Knoten, um Einblutungen, Zysten oder um bindegewebige Veränderungen und Verkalkungen der Schilddrüse.

Als zweites kann das Szintigramm einen mehrknotigen Kropf mit mehreren „kühlen" bzw. „kalten" Arealen zeigen. Dies ist in etwa einem Drittel aller Untersuchungen der Fall. Ein derartiger Befund ist nicht selten, selbst wenn bei der Untersuchung vom Arzt nur ein Knoten getastet werden konnte. Aber auch diese Knoten können

---

Abb. 23 Typische Schilddrüsenszintigramme in verschiedenen Abbildungstechniken.
a) Beiderseitige Schilddrüsenvergrößerung (Kropf),
b) mehrknotiger Kropf mit warmen und kalten Knoten,
c) Schilddrüsenrestlappen nach Schilddrüsenoperation
(aus *P. Pfannenstiel:* Diagnostik von Schilddrüsenerkrankungen, 4. Aufl., Schnetztor, Konstanz 1983)

Farbtafel

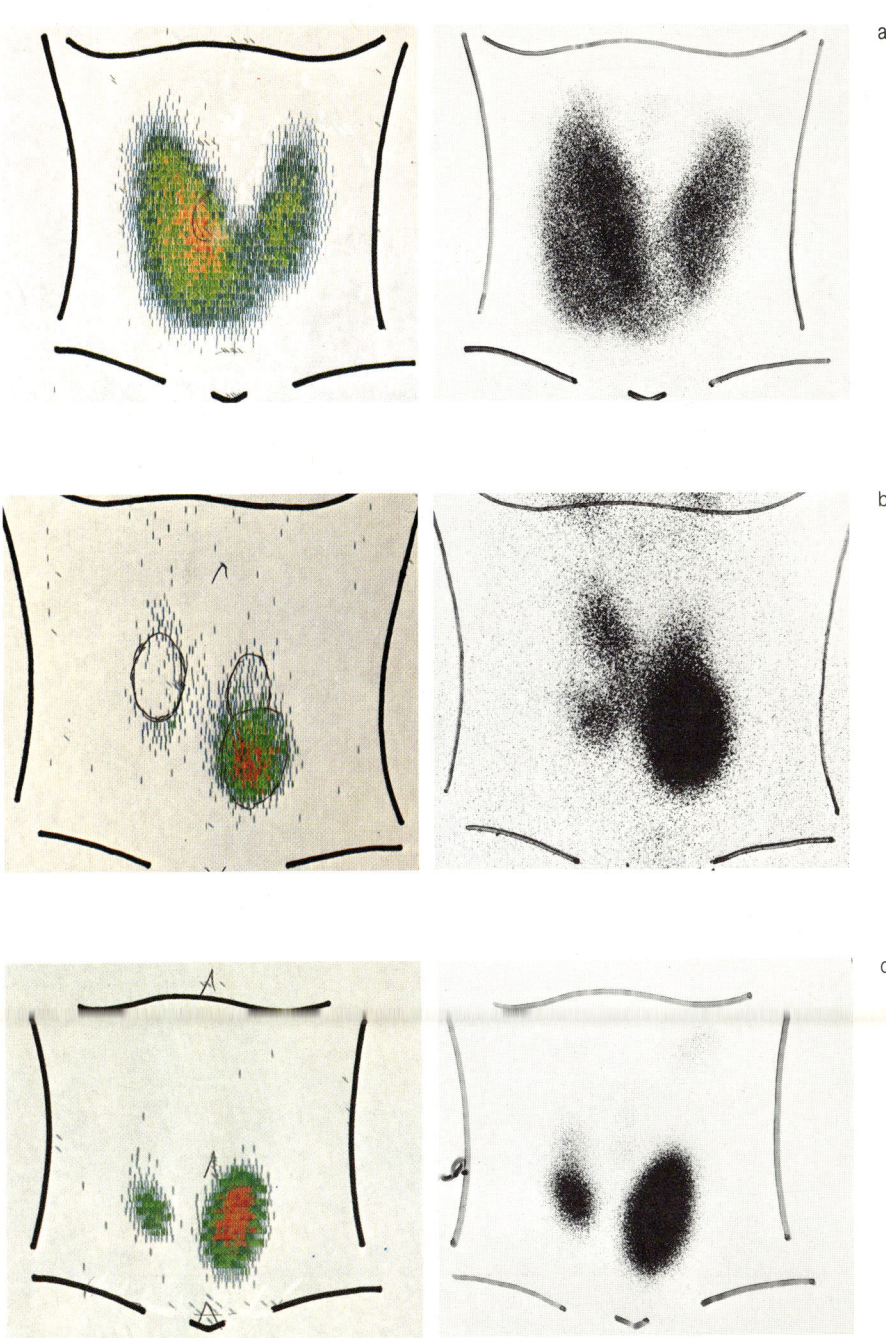

im allgemeinen bereits durch die Ultraschalluntersuchung gut abgegrenzt werden.
Schließlich kann in etwa 10% der Fälle das Szintigramm einen „warmen" bzw. „heißen" Knoten aufdecken, der den radioaktiven Indikator gegenüber dem umliegenden Schilddrüsengewebe vermehrt aufnimmt. Meist handelt es sich um autonome Adenome.
Da die Diagnose von nicht mit einer Schilddrüsenüberfunktion einhergehenden autonomen Adenomen schwierig ist, wird die Szintigraphie in solchen Grenzfällen nach Gabe von Schilddrüsenhormon wiederholt. Kommt das im Wiederholungsszintigramm neben einem warmen Knoten liegende Schilddrüsengewebe nicht mehr zur Darstellung, während der Knoten unbeeinflußt durch die Schilddrüsenhormon-Gabe weiterhin den radioaktiven Indikator vermehrt aufnimmt, ist im allgemeinen die Diagnose einer Schilddrüsenautonomie gesichert.
Hinter das Brustbein reichende Schilddrüsenvergrößerungen können mit Hilfe der Szintigraphie leicht nachgewiesen werden. Durch Röntgenaufnahmen der Hals- und oberen Brustkorbregion können Verlagerungen und Einengungen der Luftröhre festgestellt werden. Mit Hilfe der Röntgen-Computertomographie und neuerdings auch mit Hilfe der Kernspin-Tomographie ist eine Abbildung von in den Brustkorbbereich reichenden Kropfanteilen einfach und genau möglich geworden.

Schilddrüsenpunktion

Wird im Ultraschallbild ein echoarmer und ein im Szintigramm gleichzeitig „kühler" oder „kalter" Knoten festgestellt, ist eine gezielte Punktion dieses Knotens angezeigt. Wegen ihrer leichten Zugänglichkeit bietet sich die oberflächlich in der Halsregion gelegene Schilddrüse wie kaum ein anderes Organ zur Durchführung dieser Methode an. Nach Desinfektion der Haut wird der verdächtige Schilddrüsenknoten punktiert. Eine lokale Betäubung ist nicht erforderlich.
Bei der Punktion, die wie eine Blutentnahme aus der Armvene nur wenige Sekunden dauert, wird eine sehr dünne Nadel verwendet, so daß der Einstich vom Patienten im allgemeinen kaum bemerkt wird. Mit einer Spritze wird das Gewebe angesaugt. Nach Entfer-

nen der Nadel wird vom Patienten mit einem Tupfer einige Minuten der Stichkanal zur Vermeidung einer Nachblutung, wie bei einer Blutentnahme aus dem Arm, zugedrückt.

Der Patient kann wenige Minuten nach der Punktion wieder vom Untersuchungsbett aufstehen. Theoretisch können durch die Punktion Keime, auch bösartige Partikel verschleppt bzw. in Blut- und Lymphbahnen gebracht werden. Jedoch ist diese Gefahr so gering, daß sie im Vergleich zu den Vorteilen der Methode vernachlässigt werden kann.

Von dem Punktat fertigt der Arzt Ausstriche an, die wie ein Blutbild beurteilt werden. Die meisten Punktate zeigen gutartige, selten entzündliche und äußerst selten bösartige Zellveränderungen.

Bei der Feinnadelpunktion der Schilddrüse handelt es sich in erster Linie um eine Orientierungsuntersuchung. In Zweifelsfällen sowie bei Häufung von Riskofaktoren sollte trotz eines unverdächtigen Ergebnisses eine operative Klärung angestrebt werden.

Da durch die modernen Verfahren der Schilddrüsendiagnostik die Zahl der nachgewiesenen Schilddrüsenknoten absolut und auch in Relation zur Gesamtzahl der Schilddrüsenknoten ansteigt, wird bei einem tastbaren Kropf zunächst eine Ultraschalluntersuchung der Schilddrüse durchgeführt. Bei Nachweis von Knoten innerhalb der Schilddrüse wird eine Schilddrüsenszintigraphie angeschlossen. „Kalte" Knoten werden im allgemeinen punktiert.

Nur in etwa 10% der Fälle ist aufgrund des Punktionsergebnisses eine Schilddrüsenoperation angezeigt, ohne daß in allen Fällen tatsächlich bei der Operation ein Schilddrüsenkrebs nachgewiesen wird. So ist durch den planmäßigen Einsatz eines Stufenprogrammes heute nur noch bei etwa jedem zehnten Patienten eine Operation und feingewebliche Abklärung erforderlich, wobei sich dann bei etwa jedem vierten Fall tatsächlich ein Schilddrüsenkrebs nachweisen läßt.

Radiojod-Zweiphasentest

Das Prinzip des Radiojodtestes beruht darauf, daß es nach der Verabreichung einer Spurendosis radioaktiven Jods zu einer Vermischung mit dem normalen, im Körper befindlichen Jod kommt. Die winzige Menge des radioaktiven Jods wird als Flüssigkeit oder Kapsel möglichst auf nüchternen Magen verabreicht oder in die Blutbahn eingespritzt, z.B. nach Abnahme einer Blutprobe zur Durchführung der Laborteste durch die ohnehin in die Vene der Ellenbeuge eingebrachte Kanüle einer Spritze (Abb. 24).

Das radioaktive Jod wird im Körper subjektiv nicht wahrgenommen, genausowenig wie etwa Röntgenstrahlen. Es ist eine so kleine Menge von strahlenden Jodatomen, daß der Jodstoffwechsel der Schilddrüse nicht gestört wird. Radioaktives Jod kann auch bei Überempfindlichkeit gegen Jod (Jodallergie) bedenkenlos angewandt werden. Das radioaktive Jod schadet weder dem Körper noch der Schilddrüse.

Das radioaktive Jod nimmt an den Stoffwechselvorgängen der Schilddrüse teil, ohne sie zu verändern. Mit einem Strahlendetektor wird zu verschiedenen Zeitpunkten nach der Radiojodgabe die Anreicherung dieser Spurendosis in der Schilddrüse gemessen sowie in Blutproben der Einbau des radioaktiven Jods in die Schilddrüsenhormone bestimmt.

Aus der Geschwindigkeit und Größe des Radiojodumsatzes können Rückschlüsse auf die für eine Radiojodtherapie erforderliche individuelle Radiojodmenge abgeleitet werden (Abb. 25).

Am Ende des Radiojodtestes kann durch eine szintigraphische Aufzeichnung der Radiojodanreicherung in der Schilddrüse die Verteilung des radioaktiven Jods sichtbar gemacht werden, eine Information, die ebenfalls für die Durchführung der Radiojodtherapie mit höheren Radiojodmengen wichtig ist.

Ein Nachteil des Radiojod-Zweiphasentestes liegt in der relativ langen Untersuchungsdauer. Der Jodstoffwechsel muß über 2–3 Tage verfolgt werden. Das bedeutet für Patient und Untersucher einen großen Arbeits-, Zeit- und Kostenaufwand. Der früher häufig durchgeführte Radiojod-Zweiphasentest wird heute kaum noch angewandt und die Schilddrüsendiagnostik durch eine Kombination von Bluttesten und Methoden wie Ultraschalldiagnostik, Szintigraphie und Feinnadelpunktion ersetzt.

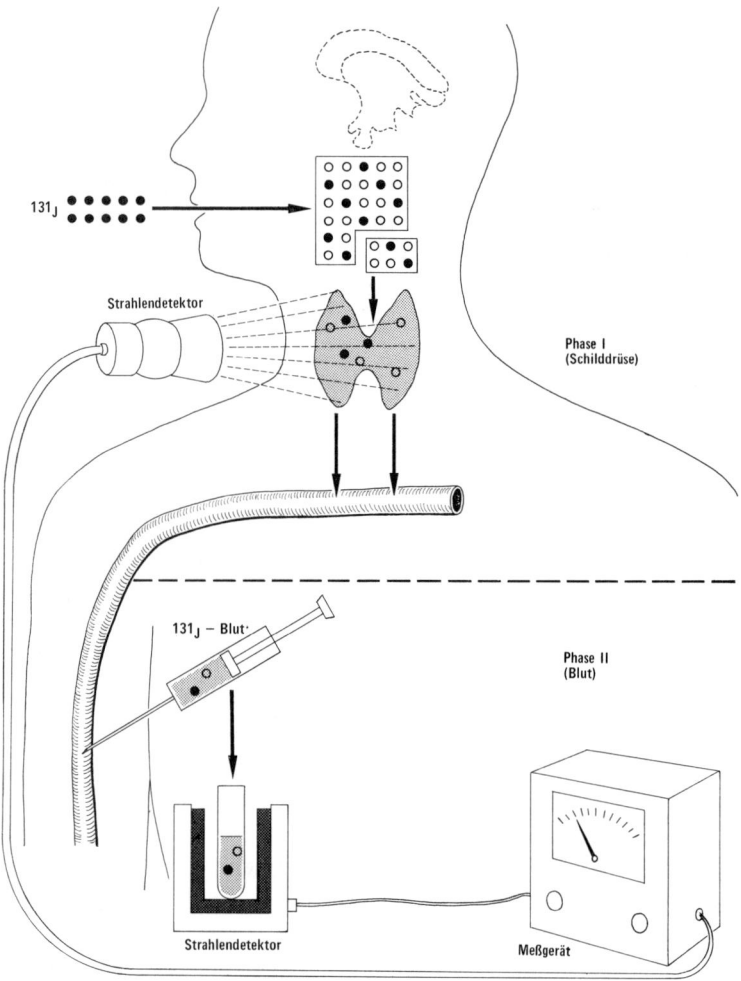

Abb. 24 Prinzip des Radiojod-Zweiphasentestes

Das hier kurz dargestellte generelle Untersuchungsprogramm gilt für praktisch alle Schilddrüsenerkrankungen, wobei die Auswahl der Blutteste und der Einsatz der verschiedenen Untersuchungsstufen je nach Fragestellung und somit eintsprechend dem steigenden diagnostischen Aufwand eingesetzt werden. Ein solcher Untersuchungsabluf kann von einem Patienten ambulant in etwa 1–2 Stunden absolviert werden.

Untersuchungsmethoden 99

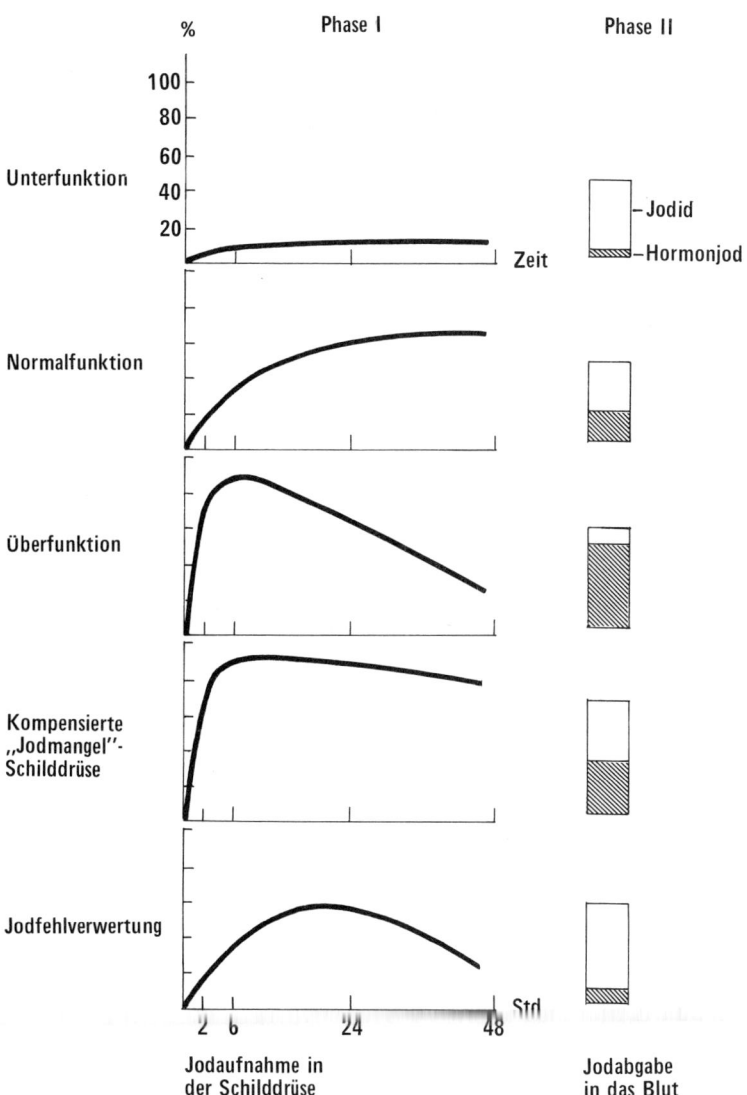

Abb. 25 Typische Ergebnisse des Radiojodtestes

Bei allen Möglichkeiten der modernen Diagnoseverfahren werden die Entscheidungen des Arztes für Diagnose und Behandlung von Schilddrüsenkrankheiten jedoch nicht allein von den Ergebnissen der technischen Untersuchungen, sondern entscheidend auch von der Auswertung der speziellen Krankengeschichte und einer gezielten körperlichen Untersuchung abhängig gemacht. Die Übereinstimmung der Ergebnisse technischer Untersuchungen mit glaubhaften Beschwerden der Patienten und eindeutigen körperlichen Befunden muß immer erreicht werden.

Ratschläge für richtiges Verhalten und für die Selbstkontrolle bei Schilddrüsenkrankheiten

Wer dieses Buch gelesen oder auch nur durchgeblättert hat, wird zweifellos zu der Erkenntnis kommen, daß man heute sehr viel über Schilddrüsenkrankheiten weiß. Der Mangel des Hormonbausteins Jod in der Nahrung ist die Hauptursache des Kropfes, der in seinen verschiedenen Formen etwa 70% aller Schilddrüsenkrankheiten ausmacht.

Da es verschiedene Schilddrüsenkrankheiten gibt, gibt es auch unterschiedliche Beschwerden, unterschiedliche Krankheitsformen und natürlich auch unterschiedliche Behandlungsmethoden.

Etwa fünfzig verschiedene Schilddrüsenerkrankungen sind heute im einzelnen bekannt. Die wichtigsten wurden in diesem Buch besprochen, wobei deutlich wurde, daß mehr als eine Gruppendiagnose wie Kropf, Schilddrüsenüberfunktion, -unterfunktion, -entzündung oder Schilddrüsenkrebs gestellt werden muß, um einen optimalen Plan für die Behandlung erarbeiten zu können.

Schilddrüsenkranke sollten sich im Gespräch mit anderen an diesem Organ erkrankten Patienten nicht verwirren lassen, wenn von verschiedenen Beschwerden, Untersuchungsmethoden und Behandlungsverfahren die Rede ist.

Die meisten Schilddrüsenkrankheiten können auf einfache Weise untersucht werden. Andere erfordern ein etwas aufwendigeres Untersuchungsprogramm.

Verglichen mit der Überfunktion oder Unterfunktion der Schilddrüse erscheint der Kropf, die durch Jodmangel hervorgerufene Vergrößerung der Schilddrüse bei normaler Funktion, als eine rela-

tiv harmlose Krankheit. Abgesehen von dem „dicken Hals" brauchen nicht noch andere Symptome wie Kloßgefühl oder Druck im Hals vorzuliegen.
Die Vergrößerung der Schilddrüse kann entweder gleichmäßig sein, oder es können auch Knoten existieren. Ein *Kropf* bildet sich selten spontan zurück, sondern wächst meist weiter und zeigt später Veränderungen des Schilddrüsengewebes, die dann als funktionslose „kalte" Knoten auffällig werden.
Ist die Schilddrüse deutlich vergrößert, bildet sie sich durch die Gabe von Jod allein nicht mehr zurück. In diesen Fällen ist die Behandlung mit Schilddrüsenhormon-Tabletten sehr wirkungsvoll. Etwa 80–90% aller noch nicht knotig veränderten Kröpfe bilden sich zurück, wenn die Schilddrüsenhormone rechtzeitig in ausreichender Menge als Tabletten regelmäßig eingenommen werden.
Auch eine kleine weiche Schilddrüsenvergrößerung ohne besondere Beschwerden im Halsbereich ist Ausdruck einer Störung der Hormonproduktion in der Schilddrüse und deshalb behandlungsbedürftig.
Bei sehr großen Kröpfen bzw. bei solchen, die durch die Behandlung mit Schilddrüsenhormon-Tabletten nach ungefähr 1–2 Jahren keine Rückbildung erkennen lassen, besteht die Möglichkeit, die vergrößerte Schilddrüse durch eine Operation oder mit radioaktivem Jod zu verkleinern. Auch hier wird nach der Operation oder Radiojodbehandlung vorsorglich eine Behandlung mit Schilddrüsenhormon-Tabletten durchgeführt, um der erneuten Entwicklung eines Kropfes vorzubeugen.

Hormone und Jodsalz sind unschädlich.

Wird durch die Behandlung mit Schilddrüsenhormon-Tabletten die Rückbildung eines Kropfes erreicht, ist zur Vorbeugung gegen erneute Kropfbildung in jedem Fall die regelmäßige Zufuhr von Jod zu empfehlen. Dies kann entweder durch jodiertes Speisesalz (Jodsalz) geschehen, das überall im Handel erhältlich ist, oder aber auch durch die Einnahme von Jodidtabletten.
Die Behandlung mit Schilddrüsenhormon-Tabletten und mit jodiertem Speisesalz ist auch bei jahrelanger Einnahme unschädlich. Es tritt keine Gewöhnung ein. Die in den Medikamenten enthaltenen Schilddrüsenhormone bzw. das Jod sind identisch mit den körpereigenen Schilddrüsenhormonen bzw. dem Jod in der Nahrung.
Die Rückbildung eines Kropfes tritt allmählich über Wochen und

Monate ein, bei knotigen Kröpfen langsamer oder gar nicht. Jedoch wird durch die Gabe von Schilddrüsenhormon auch bei knotigen Kröpfen zumindest ein weiteres Wachstum und damit eine Zunahme der Beschwerden verhindert.

Die halb- bis einjährigen Kontrolluntersuchungen, die meistens empfohlen werden, dienen dazu, die notwendige Dosis der Schilddrüsenhormon-Tabletten und den Behandlungserfolg unter laufender Behandlung, d. h. ohne Unterbrechung der Tabletteneinnahme, zu überprüfen.

Schilddrüsenhormon-Präparate beeinträchtigen nicht die Wirkung anderer Medikamente, auch nicht die der Antibabypille. Bei einer Schwangerschaft darf die Schilddrüsenhormon-Behandlung keinesfalls unterbrochen werden. Eine durch die Schilddrüsenhormon-Gabe erreichte ausgeglichene Stoffwechsellage ist Voraussetzung für einen normalen Schwangerschaftsverlauf.

Überfunktion: nervös und rastlos

Eine *Überfunktion der Schilddrüse* bedeutet einen Überschuß an Schilddrüsenhormonen im Körper. Dies macht sich subjektiv deutlich bemerkbar. Die Patienten sind nervös und unruhig. Die Leistungsfähigkeit und Belastbarkeit ist herabgesetzt. Trotz gesteigertem Appetit nimmt häufig das Gewicht ab. Die Patienten schwitzen leicht und bevorzugen daher kühle Räume. Die Haut ist warm und feucht. In vielen Fällen besteht eine Neigung zu Durchfall. Ein weiterer Hinweis auf eine Überfunktion kann eine Veränderung an den Augen sein. Dann spricht man von einer Basedowschen Krankheit.

Eine andere Form der Überfunktion tritt bei vergrößerten Schilddrüsen auf, in denen sich Knoten ausbilden, die vermehrt Schilddrüsenhormone bilden. Man spricht von einer Schilddrüsenautonomie.

Zur Behandlung der Schilddrüsenüberfunktion gibt es mehrere Möglichkeiten. Die erste Möglichkeit ist die Behandlung mit Medikamenten. Der Patient muß Tabletten einnehmen, die die Bildung der Schilddrüsenhormone stark vermindern.

Bei autonomen Adenomen und bei sehr starken Vergrößerungen der Schilddrüse hat die Behandlung mit Tabletten jedoch keinen dauerhaften Erfolg. Hier bevorzugt man eine Operation, bei der ein Teil der Schilddrüse entfernt wird.

Bei älteren Patienten, bei denen evtl. nicht mehr so gerne operiert wird, gibt es als weiteren Ausweg, wenn eine Behandlung mit

Tabletten nicht sinnvoll erscheint, die Möglichkeit, die Schilddrüse mit radioaktivem Jod zu „verkleinern".
Diese Behandlung wird in Spezialabteilungen an Krankenhäusern durchgeführt und ist harmloser als oft angenommen wird. Durch die Einnahme von radioaktivem Jod, das vom Körper schnell wieder abgegeben wird, wird ein Teil der Schilddrüse ausgeschaltet, so daß dann nicht mehr zuviel Hormon produziert wird.
Die Überfunktion der Schilddrüse ist eine Krankheit, die wegen ihres wechselhaften und unberechenbaren Verlaufs der engen Zusammenarbeit zwischen dem Patienten und dem behandelnden Arzt sowie regelmäßiger Kontrolluntersuchungen einschließlich Blutuntersuchungen bedarf.
Die übermäßige Schilddrüsenhormon-Produktion führt zu einer Überschwemmung des Körpers mit Schilddrüsenhormon, wobei jede einzelne Körperzelle, evtl. bis zur Erschöpfung, zu viel arbeiten muß. Dadruch entstehen die mannigfaltigen psychischen Veränderungen und körperlichen Beschwerden.
Die Angehörigen sollten deshalb Verständnis für den Patienten haben und seine Eigenarten als krankheitsbedingt tolerieren. Sie sollten ganz besonders die konsequente Einhaltung der Behandlung und der Kontrolluntersuchungen unterstützen.
Die Schilddrüsenüberfunktion kann die körperliche Leistungsfähigkeit so sehr beeinträchtigen, daß eine vorübergehende Bettruhe, zumindest eine körperliche Schonung mit Arbeitsunterbrechung und Entlastung im Haushalt angebracht sind.
Patienten mit Überfunktion sollten sich keinen extremen Belastungen aussetzen und im Urlaub heiße Zonen mit starker Sonneneinstrahlung meiden. Alle körperlichen Belastungen, die mit einem verstärkten Kalorien- und Flüssigkeitsverbrauch verbunden sind, sollten ebenfalls gemieden werden, z. B. Leistungssport, Sauna, Sonnenbaden, Rauchen von Zigaretten und Genuß von Alkohol.
Die Behandlung einer Schilddrüsenüberfunktion ist schwierig und langwierig. Die Medikamente müssen oft weiter gegeben werden, auch wenn alle subjektiven Beschwerden verschwunden sind, da die Krankheit noch lange fortbestehen kann.
Dadurch, daß die Schilddrüsenhormone so viele Aufgaben im Körper erfüllen, kann man bei Patienten mit *Schilddrüsenunterfunktion* im Gegensatz zur Schilddrüsenüberfunktion oft feststellen, daß sie müder und träger, sowohl in körperlicher als auch geistiger Hinsicht werden.

Unterfunktion: immer matt und müde

Besonders für Kinder und Jugendliche mit Schilddrüsenunterfunktion ist es wichtig, daß ihr Organismus ausreichend mit Schilddrüsenhormon versorgt ist, denn dieses ist außerordentlich bedeutsam für die geistige und körperliche Entwicklung.

Bei Patienten mit Schilddrüsenunterfunktion laufen alle Körperfunktionen langsamer ab. Die Patienten frieren leicht und ihre Haut ist eher trocken. Das Gesicht zeigt wenig Mimik. Die Gestik ist reduziert.

Die Unterfunktion der Schilddrüse kann auftreten nach einer Schilddrüsenentzündung, aber auch wenn der Patient vorher an der Schilddrüse operiert wurde oder mit Radiojod behandelt werden mußte.

Eine Unterfunktion der Schilddrüse kann auch angeboren sein. In diesen Fällen haben die Neugeborenen keine oder eine zu kleine Schilddrüse, die nicht genügend Hormon produzieren kann.

Die angeborene Unterfunktion der Schilddrüse ist heute kein Grund mehr dafür, daß sich ein Kind nicht normal entwickelt, denn schon wenige Tage nach der Geburt wird bei allen Kindern grundsätzlich eine Vorsorgeuntersuchung durchgeführt, die bei Nachweis einer Schilddrüsenunterfunktion eine frühzeitige Behandlung ermöglicht.

Die Behandlung der Schilddrüsenunterfunktion ist bei allen Patienten gleich. Der Patient muß lediglich täglich die notwendigen Schilddrüsenhormone in Form von Tabletten einnehmen. Wieviel Hormon er braucht, muß der Arzt feststellen und regelmäßig überwachen. Die Dosis hängt vom Alter und von der Größe, dem Gewicht des Patienten sowie dem Schweregrad der Schilddrüsenunterfunktion ab.

Wird die Schilddrüsenunterfunktion nicht behandelt, altert man schneller und wird krankheitsanfälliger, da für eine normale Tätigkeit der Körperzellen zu wenig Schilddrüsenhormone zur Verfügung stehen.

Im Gegensatz zur fortwährenden Unterdosierung kann eine versehentliche Überdosierung der Schilddrüsenhormone nicht schaden, allenfalls mit Unannehmlichkeiten wie Herzklopfen, Schlaflosigkeit, vermehrter Verdauung, Unruhe und Nervosität verbunden sein.

Bei der Schilddrüsenunterfunktion ist die regelmäßige Einnahme der Schilddrüsenhormon-Tabletten besonders wichtig, weil mit ih-

rem Absetzen sofort wieder ein Hormonmangel eintritt. Diesen Hormonmangel spürt man nicht gleich am ersten Tag. Deshalb glauben manche Patienten, sie könnten auch ohne die Tabletten auskommen, wenn sie einmal vergessen haben, diese einzunehmen.
Auch während der *Schwangerschaft* muß eine Behandlung mit Schilddrüsenhormonen weitergeführt werden. Wenn während einer Schwangerschaft ein Kropf oder eine Unterfunktion der Schilddrüse festgestellt wird, muß eine Behandlung mit Schilddrüsenhormon-Tabletten begonnen werden. Die Schilddrüsenhormone haben keinen negativen Einfluß auf das ungeborene Kind und dienen der Erhaltung der Gesundheit der Mutter und damit auch des Ungeborenen.

Patienten mit einer Schilddrüsenunterfunktion bleibt für ihren Urlaub die Wahl des Ferienortes völlig freigestellt, ebenso wie Patienten mit einem Kropf. In jedem Fall: ärztliche Behandlung unerläßlich

Erkrankungen der Schilddrüse erstrecken sich meist über lange Zeiträume und können immer wieder auftreten. Da eine echte Heilung oft nicht erzielt wird, sind Kontrolluntersuchungen über viele Jahre auch nach Wiederherstellung eines „Normalzustandes" notwendig.
Jede Schilddrüsenerkrankung erfordert daher eine regelmäßige ärztliche Betreuung.
Wenn dieses Buch dazu beigetragen hat, daß der Patient selbst durch die richtige innere Einstellung, durch die sorgfältige Beachtung aller Verordnungen und durch das richtige Vertrauen zu den Untersuchungen und verordneten Behandlungsmaßnahmen den betreuenden Ärzten die Behandlung erleichtert, dann hat es seinen Zweck erfüllt.

Fremdwörterverzeichnis und verwendete Abkürzungen

akut	schnell entstehend und rasch verlaufend
Allergie	abnorm gesteigerte Abwehrreaktion
Antigen	Stoff, der die Bildung von Antikörpern hervorruft
Antikörper	durch Antigene hervorgerufene Stoffe
Autoimmunerkrankung	durch Antikörper bedingte Krankheit
Blutserum	Blutflüssigkeit ohne Blutzellen
Cholesterin	Gallenfett
chronisch	längere Zeit dauernd, langwierig
degeneratives Gewebe	durch Zelluntergang entartetes Gewebe
Dekompensation	Entgleisung
Endemie	bei über 10% der Bevölkerung vorkommende Krankheit
Euthyreose	ausgeglichene Schilddrüsenfunktion
FT_3	freies T_3
FT_4	freies T_4
genetisch	anlagebedingt
Hormon	Ausscheidung einer Drüse mit innerer Sekretion
Hyperthyreose	Schilddrüsenüberfunktion
Hypophyse	Hirnanhangdrüse
Hypothyreose	Schilddrüsenunterfunktion
Indikator	markierter Stoff, der etwas anzeigt
in vitro	im Reagenzglas
in vivo	am Lebenden
Klimakterium	Wechseljahre
Kolloid	gelatineartige Substanz
Levo-Thyroxin	Thyroxin
kompensiert	ausgeglichen
latent	verborgen
Mikrogramm (µg)	1/1 000 000 Gramm
Mikrocurie (µCi)	1/1 000 Millicurie
Millicurie (mCi)	Meßeinheit für Strahlung radioaktiver Stoffe
Milligramm (mg)	1/1 000 Gramm
manifest	offenbar, sicher

Milliliter (ml)	1/1 000 Liter
Myxödem	aufgedunsenes Gewebe
Nanogramm (ng)	1/1 000 000 000 Gramm
prätibial	vor dem Schienbein gelegen
Prognose	Vorhersage aufgrund von Erfahrungen
Prophylaxe	Vorbeugung
Protein	Eiweißkörper
rad	radiation absorbed dose = vom Gewebe aufgenommene Strahlenmenge
Radioisotop	an gleicher Stelle (= „iso topo") im System der Elemente stehendes, künstlich radioaktiv gemachtes Element, z. B. Radiojod (Jod-131, Jod-123)
Release	Freisetzung
Rezidiv	Rückfall
Serum	siehe Blutserum
Stimulation	Anregung
Struma	Kropf
subakut	zwischen akut und chronisch
Suppression	Unterdrückung
Symptom	Krankheitszeichen
Szintigramm	Abbildung der Radioaktivitätsverteilung in einem Organ
T_3	Trijodthyronin
T_4	Thyroxin (Tetrajodthyronin)
^{99m}Tc	radioaktives Pertechnetat
Therapie	Heilbehandlung
Thermostat	Wärmeregler
Thyreoglobulin	Schilddrüseneiweiß
Thyreoidea	Schilddrüse
Thyreoiditis	Schilddrüsenentzündung
Thyreostatika	die Schilddrüsenfunktion hemmende Medikamente
Thyroxin	Schilddrüsenhormon T_4
TRH	Thyreotropin-Releasing-Hormon, Hormon des Zwischenhirns, das in der Hypophyse TSH freisetzt
Trijodthyronin	Schilddrüsenhormon T_3
TSH	Thyreoidea stimulierendes Hormon, Hormon der Hirnanhangdrüse, das die Schilddrüse (Thyreoidea) anregt

Sachverzeichnis

A
Abbau der Schilddrüsenhormone 10
Adenom der Schilddrüse 45
– – autonomes 45 f., 48 f.
– – dekompensiertes 45 f.
– – heißes 45 f.
– – kompensiertes 45 f., 49
Akute Schilddrüsenentzündung 66
Allergie gegen Jod 42, 98
– gegen Thyreostatika 71
Altersgrenze bei Radiojodtherapie 37, 62
Altershyperthyreose 48, 55
Antibabypille 76, 103
Antibiotika 79
Antikörper 51, 55, 64, 67, 91
Antithyreoidale Substanzen s. Thyreostatika
Arteriosklerose 73
Arthritis, rheumatische 72
Aspirationspunktion s. Punktion der Schilddrüse
Atemnot 21, 23, 53
Augenoperation bei Exophthalmus 65
Augenveränderung bei Basedowscher Erkrankung 52, 54 f., 63
– – – Augenlidschwellungen 64
– – – Augenschmerzen 64
– – – Augentränen 64
– – – Lichtempfindlichkeit 64
– – – Therapie 64 f.
Autoantikörper, thyreoidale 51, 67, 73, 91
– – mikrosomale Antikörper 91
– – Thyreoglobulinantikörper 91
– – TSH-Rezeptor-Antikörper 57, 64
Autoimmunkrankheit 59
– bei Basedowscher Erkrankung 49, 63
– bei Hashimoto Thyreoiditis 67
Autoimmunthyreoiditis 67
Autonomes Adenom der Schilddrüse 44 ff.
– – – dekompensiertes 45, 47, 67
– – – Jodprophylaxe 51

– – – kompensiertes 45 f., 49
– – – Operation 49
– – – Radiojodtherapie 50
– – – Schilddrüsenhormonbehandlung 50
– – – Szintigraphie 49
– – – Thyreostatika 49
– – – Ultraschalluntersuchung 49
Autoregulation der Schilddrüse
– – bei Jodmangel 18
– – bei Jodüberangebot 48

B
Bakterielle Thyreoiditis 66
Basedowsche Krankheit 51 ff.
– – und Alkohol 58
– – Antikörper 64, 67
– – Augenveränderung 52, 54, 62 f.
– – Autoimmunerkrankung 59, 63
– – Behandlung 56
– – Diagnose 54
– – Gewichtsverlust 75
– – Händezittern 53 f.
– – Heißhunger 58
– – Kost 58
– – Kuren 59
– – Operation 57
– – prätibiales Myxödem 54
– – Psyche 57
– – Radiojodtherapie 57, 62
– – und Rauchen 58
– – Rezidive 56
– – Risiken der Operation 51
– – und Sauna 50
– – Schilddrüsenhormonbehandlung 57
– – Schwangerschaft 58
– – Schwirren der Schilddrüse 54
– – Selbstheilung 56 f., 60
– – und Sonnenbaden 58
– – und Sport 58
– – Thyroxinspiegel 55
– – Thyreostatika 57
– – TRH-Test 55
– – Trijodthyroninspiegel 55

Sachverzeichnis

– – Urlaub 59
Basisstoffwechsel der Schilddrüse 69
Behandlungszeit bei Kropf 31
– bei Schilddrüsenentzündung 66
– bei Schilddrüsenkrebs 82
– bei Schilddrüsenüberfunktion 50, 60
– bei Schilddrüsenunterfunktion 74
Bindungskapazität der Schilddrüsenhormone im Blut 11
Biosynthese der Schilddrüsenhormone 8
Blutdruck bei Schilddrüsenüberfunktion 54
– bei Schilddrüsenunterfunktion 72
Blutzucker bei Schilddrüsenunterfunktion 72
Bösartigkeit von Schilddrüsenknoten 78

C
Calciumstoffwechsel s. Kalziumstoffwechsel
Carbimazol s. Thyreostatika
Cholesterin im Serum 85
– – bei Schilddrüsenüberfunktion 86
– – bei Schilddrüsenunterfunktion 73, 86
Chronische Schilddrüsenentzündung 66 ff.
Computertomographie der Schilddrüse 96
Corticosteroide s. Kortisontabletten
– bei Exophthalmus 64
– bei subakuter Thyreoiditis 67

D
Degenerative Schilddrüse 21, 79
Dekompensiertes autonomes Adenom 45, 47, 67
Depression bei Schilddrüsenüberfunktion 45
– bei Schilddrüsenunterfunktion 71
Diät bei Schilddrüsenüberfunktion 58
Diffuser Kropf 22
Dijodtyrosin 9
Dosierung von Schilddrüsenhormonpräparaten bei Kropf 27
– – nach Radiojodtherapie 37
– – bei Schilddrüsenentzündung 66
– – bei Schilddrüsenkrebs 82
– – nach Schilddrüsenoperation 34, 37
– – bei Schilddrüsenüberfunktion 57
– – bei Schilddrüsenunterfunktion 73

Druckschmerz im Bereich der Schilddrüse 66

E
Einflußstauung bei Kropf 21, 23
Endemischer Kropf 20
Endokrine Ophthalmopathie s. Augenveränderungen
Entwicklungsstörungen bei Kropf 20
– bei Schilddrüsenunterfunktion 71
Entzündung der Schilddrüse 66 gf.
– – akute 66
– – chonische 67
– – Punktion 67
– – subakute 66
– – Therapie 67
Ernährung 6, 8
– bei Schilddrüsenüberfunktion 58
Exophthalmus s. Augenveränderungen

F
Feinnadelpunktion s. Punktion
Fettstoffwechsel und Schilddrüsenhormone 65
Fieber bei Schilddrüsenentzündung 66
Fingerzittern bei Schilddrüsenüberfunktion 54
Fragebogen für Schilddrüsenuntersuchung 24, 83
Freie Schilddrüsenhormonfraktionen 11, 14, 86, 88
FT_3 88
FT_4 86

G
Gamma-Kamera 94
Gefäßgeräusch bei Schilddrüsenüberfunktion 54
Geschwülste der Schilddrüse 78
Gewicht der Schilddrüse 4
Gewichtsabnahme bei Schilddrüsenüberfunktion 45, 48, 53, 55
Globusgefühl s. Kloßgefühl
Grundumsatz 53, 85

H
Haarveränderungen bei Schilddrüsenüberfunktion 54
– bei Schilddrüsenunterfunktion 73
Halbwertzeit von radioaktivem Jod 63, 98

Sachverzeichnis

Halsdruck 21
Halsvenenstauung 22
Händezittern 53
Hautveränderungen bei Schilddrüsenüberfunktion 55, 65
– bei Schilddrüsenunterfunktion 73
Heilung bei Basedowscher Erkrankung 57
– bei Schilddrüsenautonomie 50
– bei Schilddrüsenkrebs 82
Heiserkeit 35
Heiße Bezirke im Schilddrüsenszintigramm 45 f., 49, 94
Heißhunger 53
Herzbeschwerden bei Hyperthyreose 52
Herzinfarkt und Schilddrüsenhormontherapie 75
Herzklopfen 45, 48, 52
Herzschmerzen bei Schilddrüsenhormongabe 75
Hirnanhangdrüse s. Hypophyse
Hormonabbau 11
Hormonbedarf 11
Hormonjod im Blut 8, 87
Hormonphase im Radiojodtest 97
Hormonproduktion 6
Hormonsynthese s. Biosynthese
Hormontransport im Blut 11
Hormonvorrat der Schilddrüse 8
Hyperthyreose s. Basedowsche Erkrankung
– s. Schilddrüsenautonomie
– s. Schilddrüsenüberfunktion
Hypophyse 8, 13
Hypophysenvorderlappen und sekundäre Schilddrüsenunterfunktion 69 f.
Hypothyreose s. Schilddrüsenunterfunktion

I

Immunglobuline, schilddrüsenstimulierende 52
Immunorbitopathie s. Augenveränderungen
Immunthyreoiditis s. chronische Schilddrüsenentzündung
Innere Unruhe bei Schilddrüsenüberfunktion 55
Intellektuelle Entwicklung 20
Intervalltherapie mit Thyreostatika 28
In-vitro-Teste 86 f.
In-vivo-Teste 97

J

Jod, Allergie 52, 98
– Angebot in der Nahrung 18
– anorganisches 8
– Aufnahme in der Schilddrüse 6, 98
– Ausscheidung im Harn 8
– Bedarf 8
– Fehlverwertung 20
– Gehalt in der Nahrung 8
– in Schilddrüsenhormonen 6
– Stoffwechsel 6, 98
– im Trinkwasser 8
– Vorrat der Schilddrüse 8
Jod-Basedow 45
Jodfehlverwertung 18, 68
Jodgehalt in Heilquellen 59
– in der Meeresluft 59
– im Speisesalz 40
Jodmangel in der Brustmilch 20
– Folgen 20 ff.
– Gebiete 2, 8, 18
– bei Kindern 20
– in der Nahrung 6, 18 f.
– bei Säuglingen 20
– bei Schwangeren 20
– im Trinkwasser 8
Jodprophylaxe 14
– Diätverordnung 40
– Erfolge 41
– Jodallergie 42, 98
– Joditabletten 44
– Jodiertes Speisesalz 40
– Jodsalz 40
– – und Bluthochdruck 41
– Kosten 43
– Schwangere 41
– Stillen 41
Jodsalz s. Jodprophylaxe
– bei Kropf 27
– Prophylaxe 40 ff.
Jodvorrat der Schilddrüse 10
Jodzufuhr, Hyperthyreoserisiko 45
– tägliche 8, 20

K

Kalte Schilddrüsenknoten 21, 34, 80, 94, 97
Kalziumstoffwechsel nach Schilddrüsenoperation 35, 61
Karzinom der Schilddrüse s. Schilddrüsenkrebs 78

Kehlkopf 2
Kernspintomographie 46
Kindliche Schilddrüse 12
Klimakterium und Kropf 20
– und Schilddrüsenüberfunktion 52
– und Schilddrüsenunterfunktion 72
Kloßgefühl 21, 23
Knotenkropf (s. auch Kropf) 22, 34, 80, 94, 97
Kolloid der Schilddrüse 10
Kompensiertes autonomes Adenom 45 f.
Komplikationen nach Schilddrüsenoperationen 34, 61
Kontrazeptiva s. Antibabypille
Kontrolluntersuchungen bei autonomen Schilddrüsenadenomen 49
– bei Kropf 26
– nach Operationen s. Operation
– nach Radiojodtherapie 40, 51, 81
– bei Schilddrüsenentzündungen 67
– bei Schilddrüsenkrebs 81
– bei Schilddrüsenüberfunktion 56
– bei Schilddrüsenunterfunktionen 73, 75, 77
Koronare Herzkrankheiten bei Schilddrüsenhormonbehandlung 31
– – bei Schilddrüsenunterfunktion 75
Körperliche Untersuchung 84
Kortison-Tabletten bei Exophthalmus 64
– bei Schilddrüsenentzündungen 67
Krebshäufigkeit 78
Krebsrisiko s. Schilddrüsenkrebs
Kropf 17, 102
– bei älteren Menschen 31, 33
– und Antibabypille 103
– auslösende Faktoren 19
– Behandlung mit Medikamenten 27, 29
– Behandlungszeit 31
– Beschwerden 23
– Definition 17
– Diagnose 25
– diffuse Beschaffenheit 22
– Dosierung der Schilddrüsenhormonpräparate 30
– Einflußstauung 23
– Endemie 20
– Erfolg der Behandlung 30
– Formen 22
– Halsdruck 21
– Häufigkeit 2, 17
– Hormonbehandlung 27
– Jodfehlverwertung 18
– Jodmangel 20 ff.
– Jodsalz 33
– Jodtabletten 33
– bei Jugendlichen 20, 31, 33
– kalte Knoten 21, 34, 80, 94, 97
– bei Kindern 20
– und Klimakterium 20
– Kloßgefühl 21, 23
– Knoten 21 f., 34
– Komplikationen 31
– Körpergewicht 32
– und Luftröhre 23, 26, 96
– Nebenwirkungen der Schilddrüsenhormontherapie 31
– Neugeborene 20
– Operationsindikation 34
– Operationsrisiko 34
– in der Pubertät 20, 31 f.
– Punktion 26, 96
– Radiojodtherapie 37
– Recurrensparese 35
– Rezidivkropf 37
– Rezidivtherapie 39
– Röntgenuntersuchungen 26, 96
– bei Säuglingen 20
– Schluckstörungen 23
– in der Schwangerschaft 20, 31
– in der Stillperiode 20, 32
– Therapie mit Schilddrüsenhormon 27
– Therapiekontrollen 26
– THR-Test 25
– Thyroxin im Serum 25
– Ultraschalluntersuchung 24, 33, 92
– Untersuchung des Patienten 25
– Urlaubsort 25, 32
– Ursachen 17
– Verhaltensregeln 101 ff.
– Verkleinerung 26
– Vollsalzprophylaxe 40
– Vorkommen 20
Kuren bei Schilddrüsenüberfunktion 59

L

Laboratoriumsverfahren 85 ff.
Lage der Schilddrüse 4
Latente Schilddrüsenüberfunktion 48
– Schilddrüsenunterfunktion 73
Lebensweise bei Schilddrüsenkrebs 83
– bei Schilddrüsenüberfunktion 58 f.
Leistungsschwäche 53
Levo-Thyroxin (s. auch Thyroxin) 28

Sachverzeichnis 113

Lichtempfindlichkeit bei Exophthalmus 64
Lidschwellungen bei Schilddrüsenüberfunktion 64
– bei Schilddrüsenunterfunktion 73
Lokales Myxödem s. prätibiales Myxödem
Lokalisationsdiagnostik 92 ff.
Luftnot s. Atemnot
Luftröhre und Kropf 23, 26, 96

M

Magen-Darm-Beschwerden bei Schilddrüsenüberfunktion 53
– bei Schilddrüsenunterfunktion 52
Merseburger Trias 51
Methimazol s. Thyreostatika
Mikrosomale Antikörper 91
Monojodtyrosin 9
Myokardinfarkt s. Herzinfarkt
Myxödem, prätibiales 52, 54, 65

N

Nadelpunktion der Schilddrüse s. Punktion
Nebennierenhormone (s. auch Kortison-Tabletten) bei Exophthalmus 64
– bei subakuter Schilddrüsenentzündung 67
Nebenschilddrüse 35
Nebenwirkungen der Schilddrüsenhormonpräparate 31
– der Thyreostatika 57
Nervosität bei Schilddrüsenüberfunktion 53
– bei Schilddrüsenunterfunktion 61
Neugeborenen, Kropf 20
– Schilddrüsenunterfunktion 68, 81

O

Operation des autonomen Adenoms 40
– des Exophthalmus 57
– Heiserkeit 35
– des Kropfes 34
– Nachuntersuchungen 36, 39, 51
– des Schilddrüsenkrebses 81
– der Schilddrüsenüberfunktion 57
Ophthalmopathie, endokrine s. Augenveränderungen
Östrogene s. Antibabypille
Ovulationshemmer s. Antibabypille

P

Prätibiales Myxödem 52, 54, 65
Primäre Schilddrüsenunterfunktion 69
Psyche und Schilddrüsenüberfunktion 53
– und Schilddrüsenunterfunktion 81
Pubertät und Kropf 20, 31 f.
Pulsfrequenz bei Schilddrüsenüberfunktion 54
Punktion der Schilddrüse 26, 96

R

Radiojodtest 38, 98
Radiojodtherapie bei autonomem Adenom der Schilddrüse 50
– bei Kropf 37
– bei Schilddrüsenkrebs 81
– bei Schilddrüsenüberfunktion 62
Radiojod-Zweiphasentest 98
Recurrensparese 35, 64
Regelblutung 21
Regulation der Schilddrüse 15
Reverse Trijodthyronin 11
Rezidivkropf 37
Röntgenbestrahlung bei Exophthalmus 65
– bei Schilddrüsenkrebs 82
Röntgenkontrastmittel 48
Röntgenuntersuchungen bei Kropf 26, 96

S

Salz, Jodgehalt (s. Jodsalz)
Sauerstoffverbrauch und Schilddrüsenhormone s. Grundumsatz
Schilddrüse, Aspirationspunktion s. Punktion
– Autoregulation s. Regulation der Schilddrüse
– Basisstoffwechsel 4
– Blutdurchfluß 6
– Follikel 5
– Funktionsdiagnostik 83 ff.
– Gewicht 4
– Größe 4
– Jodgehalt 6
– Lage 4
– Lokalisationsdiagnostik 92 ff.
– Regulation durch TSH 13
– Sonographie 92 ff.
– Stoffwechsel 6
– Untersuchungsmethoden 83 ff.

– Zytodiagnostik s. Adenom der Schilddrüse
Schilddrüsenantikörper s. Antikörper
Schilddrüsenautonomie s. Autonomes Adenom der Schilddrüse
Schilddrüsendiagnostik 83 ff.
Schilddrüsenentzündungen 66 ff.
– akute 66
– Behandlung 67
– chonische 67
– subakute 66
Schilddrüsenfehlanlage 68
Schilddrüsenfollikel s. Schilddrüse
Schilddrüsenfunktion 12
Schilddrüsenhormone, Abbau 10
– Bedarf 14
– biologische Aktivität 12
– synthetische 27
– Umsatz 11
– Wirkungsweise 13
Schilddrüsenhormonbehandlung bei Kropf 27
– nach Radiojodtherapie 37
– bei Schilddrüsenentzündung 66
– bei Schilddrüsenkrebs 82
– nach Schilddrüsenoperation 34, 37
– bei Schilddrüsenüberfunktion 46, 49, 57
– bei Schilddrüsenunterfunktion 73
– Unverträglichkeiten 28, 30
Schilddrüsenhormonsekretion 11
Schilddrüsenhormonspeicherung 10
Schilddrüsenhormonsynthese 8
Schilddrüsenhormontherapie s. Schilddrüsenhormonbehandlung
Schilddrüsenhormontransport 11
Schilddrüsenhormonumsatz 12
Schilddrüsenhyperplasie s. Kropf
Schilddrüsenkarzinom s. Schilddrüsenkrebs
Schilddrüsenknoten s. autonomes Adenom
– s. Kropf
– s. Schilddrüsenadenom
– s. Schilddrüsenkrebs
– s. Untersuchungsmethoden
Schilddrüsenkrebs 78 ff.
– Diagnose 79
– Frühdiagnose 80
– Häufigkeit 78
– Heilung 82
– kalte Knoten

– medikamentöse Behandlung 82
– Operation 81
– Prophylaxe 76
– Radiojodtherapie 81
– Röntgenbestrahlung 82
– Schilddrüsenhormonbehandlung 82
– Szintigraphie 85
– Überlebensrate 82
– Ultraschalluntersuchung 80
– verdächtige Symptome 80
– Verhaltensregeln 101 ff.
Schilddrüsenmalignom s. Schilddrüsenkrebs
Schilddrüsenoperation s. Basedowsche Erkrankung
– s. Kropf
– s. Schilddrüsenautonomie
– s. Schilddrüsenkrebs
Schilddrüsenpunktion s. Punktion
Schilddrüsenstoffwechsel 6
Schilddrüsenszintigraphie s. Szintigraphie
Schilddrüsenüberfunktion 22, 44, 103
– Alter 48, 55
– Antikörper 55, 57, 64
– mit Augenveränderungen 52, 54 f., 63
– Autoimmunerkrankung 59, 63
– bei autonomen Adenomen 44 ff.
– bei Basedowscher Krankheit 51 ff.
– Behandlung 56
– Behandlungsergebnisse 60
– Behandlungszeit 59
– Beschwerden 45, 53
– Diagnose 54
– Diät 58
– Dosierung der Schilddrüsenhormonpräparate 50, 57
– Entstehung 44
– Exophthalmus 52, 63
– Fehlanpassung an Jodmangel 44
– Gewichtsverlust 75
– Haarveränderungen 54
– Händezittern 54
– Hautveränderungen 55, 65
– Heilung 50, 57
– heiße Knoten 45
– Heißhunger 53 f.
– Herzklopfen 45, 48, 52
– Hormonbehandlung 57
– innere Unruhe 55
– Intervalltherapie 28
– und Klimakterium 52

Sachverzeichnis

- Komplikationen 64
- Kost 58
- Kuren 59
- Lebensweise 58 f.
- Leistungsschwäche 53
- Magen-Darm-Beschwerden 53
- Nervosität 53
- Operationen 57, 69
- Pulsfrequenz 54
- Radiojodtherapie 50, 62
- Rezidive 56
- Schilddrüsenhormonbehandlung 50, 57
- Schlafstörungen 2, 45, 53
- Schwangerschaft 58
- Selbstheilung 56 f., 60
- Streß 53, 59
- Szintigraphie 49, 56, 94
- Therapiekontrollen 65
- Thyreostatika 49, 76
- Thyroxin im Serum 49, 55
- Thyroxinspiegel 55
- TRH-Test 55
- Trijodthyroninspiegel im Serum 55
- Ultraschalluntersuchung 49, 56
- Verhaltensregeln 101 ff.
- Vitamine 58

Schilddrüsenunterfunktion 68, 104
- angeborene 68
- Antibabypille 76
- Antikörper 67, 91
- Augenveränderungen 73
- Behandlung 73
- Behandlungszeit 76
- Beschwerden 72
- Depression 71 f.
- Diagnose 72, 81
- Dosierung der Schilddrüsenhormone 74
- Entstehung 68, 71
- bei Erwachsenen 68
- erworbene 68
- Haarveränderungen 73
- Händezittern 53
- Hautveränderungen 73
- Hormonbehandlung 75
- bei Kindern 68
- und Klimakterium 72
- Komplikationen 77
- Kontrolluntersuchungen 77
- Konzentrationsschwäche 81
- koronare Herzkrankheit 75

- Kuren 78
- Magen-Darm-Beschwerden 52
- Nervosität 61
- Neugeborene 20
- primäre 69
- rheumatische Beschwerden 82
- Schlafstörungen 71
- Schwellneigung 72
- sekundäre 70
- Symptome 70, 71
- Szintigraphie 73, 94
- Therapiekontrollen 71
- Thyroxin im Serum 73
- TRH-Test 71
- TSH im Serum 71, 73
- Ultraschalluntersuchung 73, 92
- Urlaub 68
- Ursachen 68
- Verhaltensregeln 101 ff.
- Verstopfung 71

Schlafstörungen bei Schilddrüsenüberfunktion 2, 45, 53
- bei Schilddrüsenunterfunktion 8, 81
- Schluckstörungen bei Kropf 23

Schwangerschaft und Kropf 20, 32
- und Schilddrüsenüberfunktion 58
- und Schilddrüsenunterfunktion 76, 106
- Verhaltensregeln 101 ff.

Schwellung der Schilddrüse 66
- der Augenlider 54, 73

Schwirren der Schilddrüse 54

Schwitzen 53

Sekundäre Schilddrüsenunterfunktion 70

Sonographie s. Ultraschalluntersuchung

Steuerung der Schilddrüsenfunktion 11

Stimulationstest 88

Strahlenbelastung bei Radiojodtherapie der Keimdrüsen 39
- der Schilddrüse 26, 39

Streß 53, 59

Struma s. Kropf

Subakute Thyreoiditis s. Schilddrüsenentzündung, subakute

Substitutionsbehandlung s. Schilddrüsenhormonbehandlung der Schilddrüsenunterfunktion

Subtotale Strumaresektion s. Operation des Kropfes

Suppressionstest s. Szintigraphie

Synthese der Schilddrüsenhormone 6

Synthetische Schilddrüsenhormone 27, 102
Szintigraphie der Schilddrüse 94 ff.
– – bei Basedowscher Erkrankung 45
– – heiße Knoten 45, 96
– – kalte Knoten 21, 80, 96
– – bei Kropf 25
– – Schwangerschaft 96
– 99 m-Technetium 26, 96

T

T3 s. Trijodthyronin
rT3 s. Reverse T3
T4 s. Thyroxin
T3-Test 87
T4-Test 86
Tetanie und Nebenschilddrüse 35
– nach Schilddrüsenoperationen 35, 61
Thyreoidea-stimulierendes Hormon (TSH) 13, 88
Thyreoiditis s. Schilddrüsenentzündung
Thyreostatika (s. auch Schilddrüsenüberfunktion) 49, 57
– Allergie 71
– Nebenwirkungen 57
Thyreotoxikose s. Schilddrüsenüberfunktion
Thyreotropes Hormon s. Thyreoidea-stimulierendes Hormon
Thyreotropin-Releasing-Hormon (TRH) 13, 25, 88
Thyroxin 6, 86
Toxisches Adenom s. autonomes Adenom
Transporteiweißkröper 11
Tremor der Finger s. Händezittern
TRH-Test 25, 55, 88
– bei Kropf 25
– bei Überfunktion 49, 55, 90
– bei Unterfunktion 73, 90
Trijodthyronin 6, 87 f.
Tumoren der Schilddrüse s. Schilddrüsenkrebs
Tyrosin 8

U

Ultraschalluntersuchung 25, 56, 92
Umsatz der Schilddrüsenhormone 12
Untersuchungsmethoden 83
Urlaub bei Kropf 25, 32
– bei Schilddrüsenüberfunktion 59
– bei Schilddrüsenunterfunktion 78

V

Verhaltensregeln bei Schilddrüsenkrankheiten 101 ff.
Verkalkung der Schilddrüse 93
Viren 66
Vitamine 58
Vollsalz s. Jodsalz
Vorrat der Schilddrüsenhormone 10

W

Wachstumsstörungen bei Schilddrüsenunterfunktion 81
Warme Bezirke im Szintigramm 45, 49, 96
Wärmeempfindlichkeit 45, 53

Z

Zellen der Schilddrüse 5
Zweiphasentest s. Radiojodzweiphasentest
Zysten der Schilddrüse 26, 93
Zytologie der Schilddrüse 96

Herzschrittmacher	Ärztlicher Rat für Patienten und Angehörige Von W. Mahringer, Esslingen/Neckar und Cl.-G. Schmitt, Cölbe 1983. 114 Seiten, 32 Abbildungen «Thieme Ärztlicher Rat» DM 19,80
Leben mit der neuen Niere	Ein Ratgeber für Patienten nach Nierentransplantation und chronisch Nierenkranke Von K. Dreikorn, Heidelberg 1983. 247 Seiten, 60 Abbildungen, 14 Tabellen «Thieme Ärztlicher Rat» DM 24,80
Hüftgelenksprothesen	Ärztliche Versorgung und krankengymnastische Übungsanleitung 2., neubearbeitete und erweiterte Auflage Von H. G. Hermichen und M. Renz-Bäumer, Tübingen 1983. 94 Seiten, 66 Abbildungen «Thieme Ärztlicher Rat» DM 19,80
Ärztlicher Rat für Patienten mit Bandscheibenschäden	Gesunde und kranke Bandscheibe. Vorbeugen durch Wissen und Handeln 3., überarbeitete Auflage Von P. Oldenkott, Ulm 1983. 114 Seiten, 70 Abbildungen «Thieme Ärztlicher Rat» DM 16,80

Über 70 weitere Titel finden Sie in unserem ausführlichen Farbprospekt «Thieme Ärztlicher Rat»

Preisänderungen vorbehalten

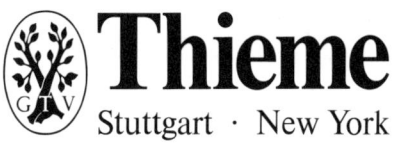

Georg Thieme Verlag
Postfach 732
7000 Stuttgart 1

Diät bei Übergewicht und gesunde Ernährung	Mit 126 Kostvorschlägen auch für Magen-, Darm-, Leber-, Galle-, Herz-, Zuckerkranke und bei Herzinfarkt 7., überarbeitete Auflage Von H.-J. Holtmeier, Stuttgart 1981. 342 Seiten, 31 Abbildungen, 63 Tabellen «Thieme Ärztlicher Rat» DM 22,80
Reisen im Alter	Urlaub und Kur für ältere und behinderte Menschen Von I. Füsgen, Velbert 1983. 234 Seiten, 37 Abbildungen «Thieme Ärztlicher Rat» DM 14,80
Ärztlicher Rat für Bergsteiger	Hochtouren in den Alpen, Trekking und Expeditionen 2., überarbeitete Auflage Von R. A. Zink, München 1985. 184 Seiten, 23 Abbildungen, 7 Tabellen «Thieme Ärztlicher Rat» DM 24,80
Fit sein – fit bleiben	Isometrisches Muskeltraining für den Alltag 7., überarbeitete und erweiterte Auflage Von Th. Hettinger, Mülheim/Ruhr 1980. 105 Seiten, 121 Abbildungen, 3 Tabellen «Thieme Ärztlicher Rat» DM 14,80

Über 70 weitere Titel finden Sie in unserem ausführlichen Farbprospekt «Thieme Ärztlicher Rat»

Preisänderungen vorbehalten

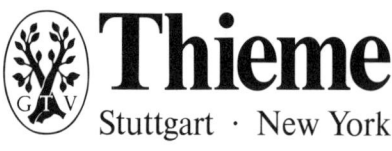

Georg Thieme Verlag
Postfach 732
7000 Stuttgart 1